Gianna Bacio

Hand drauf!

Gianna Bacio

Hand drauf!

Ein Plädoyer
für die weibliche Masturbation

KOMPLETTMEDIA

MIX
Aus verantwortungsvollen Quellen
FSC
www.fsc.org
FSC® C106954

Klimaneutral
Druckprodukt
ClimatePartner.com/13336-1905-1001

Bildnachweis:
Alle Illustrationen im Buch: Heike Kmiotek – fine design – Erkrath

Originalausgabe
2. Auflage 2019
Verlag Komplett-Media GmbH
2019, München/Grünwald
www.komplett-media.de
ISBN: 978-3-8312-0482-3
Auch als E-Book erhältlich

Lektorat: Dr. Diane Zilliges, Murnau
Korrektorat: Judith Bingel M.A., München
Umschlaggestaltung: Guter Punkt, München
Satz: Daniel Förster, Belgern
Druck und Bindung: COLEURS Print & More, Köln
Printed in the EU

Inhalt

Für Ulfinchen

Vorwort

Liebe Frau Nienaber,

Sie waren mit Abstand meine Lieblingslehrerin. Bei Ihnen machte das Lernen Spaß und Sie verstanden es wie keine andere, mit Kindern umzugehen. Sie bescheinigten mir eines Tages, es muss in der dritten Klasse gewesen sein, dass ich mal eine große Geschichtenschreiberin werde. Nun, heute ist es so weit. Ich bin tatsächlich eine Geschichtenschreiberin und mit 178 Zentimetern bin ich auch groß, für eine Frau. Doch mit Sicherheit haben Sie sich damals etwas anderes vorgestellt als das, was heute daraus geworden ist. Dafür kann ich mich nicht entschuldigen, weil es original das ist, was ich tun möchte. Vielleicht kann ich Sie aber davon überzeugen, dass es zum einen notwendig und zum anderen mein Weg ist, Menschen aufzuklären. Sie waren stets mein Vorbild und deshalb können Sie dieses Buch natürlich als Inspiration, aber auch als eine Art Hommage sehen.

Jetzt halten Sie also mein Werk in den Händen. Es ist ein Buch über die weibliche Masturbation. Ja, Sie haben richtig gelesen. Masturbation, oder auch Selbstliebe, Hingabe, Entspannung pur. Falls Ihre Augenbrauen gerade nach oben wandern und Ihr Mund offen steht, kann ich Sie beruhigen: Das ist völlig normal. Schließlich ist die Masturbation nach wie vor ein Tabuthema, über das kaum offen gesprochen wird. Mehr noch: Sie gilt häufig als mickriger Ersatz für Sex mit einem Partner. Ich weiß natürlich nicht, wie Sie zu diesem

Thema stehen und ob Sie in Wirklichkeit sehr offen darüber kommunizieren. Allerdings erinnere ich mich an unseren Sexualkundeunterricht nur allzu gut. Wir haben dort über allerlei nützliche Dinge gesprochen, wie die Menstruation, Verhütung und Schwangerschaft. Dass auch Masturbation ein Thema war, kann ich jedoch nicht behaupten. Im Nachhinein einerseits schade, weil ich als praktizierendes Mädchen einige Fragen gehabt hätte. Andererseits gut, weil ich ansonsten vielleicht niemals so intensiv zu diesem Thema geforscht hätte.

Insofern ist alles richtig gelaufen. Ich habe mich intensiv mit dem Thema auseinandergesetzt und das Ergebnis halten Sie in den Händen. Apropos Hände: Es ist meine Intention, Frauen ein Gefühl von Normalität und Freude beim Einsatz ihrer Hände zu vermitteln. Keine Frage: Sex mit sich selbst ist etwas sehr Intimes und das ist auch gut so. Gleichzeitig ist es eben auch etwas ganz besonders Schönes, doch sagt und lebt das leider kaum jemand. Hier komme ich ins Spiel. Ich möchte dieser Jemand sein, der sagt: »Ja, wir dürfen mehr über unseren eigenen Körper wissen, intensivere Erfahrungen machen und uns feiern.« Verstehen Sie, warum es mir ein so großes Anliegen ist, über die Masturbation zu schreiben?

Hier noch eine kleine bildhafte Geschichte, weil Sie die doch so gern mochten: Am Anfang unserer Entwicklung sind wir wie eine alte, historische Stadt, mit vielen kleinen Straßen und Geheimgängen. Wenn wir älter werden, bilden sich immer größere Straßen heraus, einfach weil sie am meisten befahren werden. Die kleinen, niedlichen Gässchen hingegen gelangen immer mehr in Vergessenheit und verkümmern allmählich. Ähnlich verhält es sich mit unseren Masturbationserfahrungen. Oft haben wir auch hier eher dürftige Dinge gelernt, sodass nur wenige Wege geebnet wurden.

Die gute Nachricht jedoch ist: Wir können auch wieder zu dieser wunderschönen alten Stadt werden. Vorausgesetzt wir wollen es und trauen uns zu, auch andere, ungewohnte Wege einzuschlagen.

Ich hoffe, ich habe Sie nun neugierig gemacht und Sie wollen unbedingt wissen, wie das funktioniert. Gut so, dann lesen Sie einfach weiter, denn in diesem Buch steht alles drin, was Sie dazu wissen und lernen können. Ich habe Sie stets für Ihre Fähigkeit bewundert, immer das Gute im Menschen zu sehen. Danke, dass Sie damals schon die Geschichtenschreiberin in mir entdeckt haben. Vielleicht wäre dieses Buch sonst nie entstanden. Und wer weiß, vielleicht schreibe ich eines Tages ja auch noch ganz andere Geschichten. Viel Spaß beim Lesen wünscht Ihnen von Herzen

Ihre Schülerin

Gianna Bacio

1

Einleitung

»Masturbation ist Sex mit jemandem,
den ich wirklich liebe.«

Woody Allen

Im Zuge der Titelfindung für dieses Buch bat ich meinen Partner, mir bei der Masturbation zuzusehen und mir hinterher seine Gedanken und Beobachtungen zu schildern. Ich versprach mir davon, den ultimativen Titel für ein Buch über Masturbation aufzudecken, der wie die Faust aufs Auge passt. So weit, so gut. Mein Partner freute sich über meinen Vorschlag und legte sich also mit glühenden Augen neben mich, während ich mich selbst befriedigte. Danach stellte er anerkennend fest: »Wahnsinn, das war ja total liebevoll. Du warst ganz in dir versunken, in deiner eigenen Welt. Es wirkte auf mich, als wenn du dich währenddessen selbst ge-, nein *be*liebt hättest.« Wir überlegten von da an, die Selbstbefriedigung nur noch »Selbstbe-LIEBigung« zu nennen und das gleich auch als Titel für dieses Buch zu verwenden. Ich mag die Idee nach wie vor, doch hat sie sich im Laufe der Zeit nicht durchsetzen wollen. Nicht für unseren alltäglichen Sprachgebrauch und ebenso wenig für das vorliegende Werk, wie ihr unschwer erkennen konntet.

Unser Selbstversuch hatte dennoch seine Berechtigung, denn er hat mir etwas Wichtiges gezeigt. Nämlich einmal mehr, dass es an der Zeit ist, gescheite Wörter für die Selbstbefriedigung zu finden und überhaupt darüber zu sprechen. Oder wie kommt es, dass wir bis heute eher klinisch-mechanische als lustvolle Begriffe dafür kennen? Im weiteren Verlauf dieses Buches werdet ihr auch noch die genauere Bedeutung der Begriffe »Masturbation« und »Onanie« erfahren. Seid ehrlich: »Ich gehe mal kurz masturbieren/onanieren/rubbeln« klingt ähnlich ungeil wie: »Ich befriedige mich mal eben selbst/besorge es mir/habe Solosex.« Wer hier geeignetere Bezeichnungen einzufügen vermag: Glückwunsch – und bitte umgehend bei mir melden. Letztendlich findet oder kreiert wohl jeder im Laufe seines Lebens seine eigenen Lieblingswörter, oder auch nicht. Im Grunde ist der Klang des Begriffes auch viel weniger wichtig als die Güte des Aktes an sich. Aber woher wissen wir, was sich wo und wie gut anfühlt?

Genau hier liegt der Hase im Pfeffer, denn es beginnt mit mangelnden Begrifflichkeiten und endet in einer allgemeinen Sprachlosigkeit. Nun ja, wir sprechen nicht wirklich darüber und unsere Gesellschaft unterstützt diese Art von Lernen wenig bis gar nicht. »Das konnten doch schon die Neandertaler«, würde mein Vater jetzt einwerfen. Wahrscheinlich stimmt das – und die hatten zudem den Vorteil, dass sie mit einem natürlicheren Bezug zu ihrem eigenen Körper aufwachsen durften. Den Begriff »Bodyshaming« kannte damals mit Sicherheit noch keiner. Im Idealfall haben die jungen Steinzeitmenschen ihre Eltern und den Rest ihrer Sippe als sexuelle Wesen gesehen, von ihnen gelernt und mit der Zeit sich selbst auch als solche identifiziert. Mit einer sexuellen Identität lässt sich auch die Masturbation als fester Bestandteil der Sexualität, ja des gesamten Lebens, erkennen. Dahinter steht ein echtes sexuelles Bedürfnis, das so normal wie verbreitet ist. Doch die Realität zeigt ein anderes Bild. Wir sind nach wie vor gefangen in Altlasten, die sich durch ein verzerrtes Frauenbild sowie das Gefühl von Schuld und Scham äußern. Ein sehr unfruchtbarer Boden für Sinnlichkeit und Lust.

Masturbation ist deshalb immer noch ein Tabuthema und vor allem Frauen haben oft Blockaden, ihren Körper als das zu erkennen, was er ist: einzigartig und wunderschön. Ohne echte Vorbilder orientieren sie sich stattdessen an dem, was von den Medien und der Gesellschaft als schön und erstrebenswert definiert wird. So kommt es, dass der Bezug zum eigenen Körper und damit auch zum eigenen Geschlecht bei vielen gestört ist. Ein Thema, das daran dicht gekoppelt ist, ist der weibliche Orgasmus. Wenn wir nie gelernt haben, was Erregung und Lust für uns bedeutet, ist auch das Erreichen eines Orgasmus ein hehres Ziel. Manche Frauen erleben selten, manche nie einen Orgasmus und viele können ihn zwar durch die Masturbation, nicht aber durch Sex erreichen.

Die gute Nachricht ist: All dies ist erlernbar, wie das Radfahren. Es braucht nur Geduld und die Muße, etwas zu verändern. Nach unserer Historie könnte man schließen: Na, kein Wunder, dass wir so sind! Gleichzeitig sage ich aber auch: Hey, das muss nicht sein! Lasst uns die Altlasten endlich über Bord werfen und unser eigenes Bild von Schönheit und Sinnlichkeit definieren. Wir wurden in unserem Körper geboren, er begleitet uns in jeder Sekunde, ein ganzes Leben lang. Also ist es nur ein fairer Deal, wenn wir uns mit ihm vertraut machen, ihn wertschätzen und ihn feiern. Lasst ihn uns erkunden, stets neugierig sein und herausfinden, welches sexuelle Potenzial in uns steckt. Einverstanden?

WIR SIND WIE BÄUME

Als Freundin von Metaphern möchte ich euch ein Bild mitgeben: Wir als sexuelle Persönlichkeiten sind wie Bäume. Unsere Wurzeln symbolisieren unsere Erregungsfähigkeit. Daraus entwickelt sich nach einiger Zeit ein zartes Pflänzchen, aus dem ein kräftiger Stamm hervorgeht, der immer mehr Äste ausbildet und Blüten austreibt. Mit unserer sexuellen Persönlichkeit verhält es sich ähnlich. Unser Wachstum wird durch unterschiedliche Faktoren beeinflusst. Im Laufe der Zeit lernen wir, worauf wir reagieren und was wir erregend finden. Zunächst an uns selbst, dann an einem Partner. Wir bekommen ein Gespür für das eigene Geschlecht, entwickeln Techniken, Stellungen und Fantasien. Wir lernen das Verführen und empfinden Liebe, Intimität und Freude. Im besten Fall entsteht dann mit der Zeit sexuelle Selbstsicherheit. Unser ganzes System bleibt, wie bei einem Baum, in ständiger Veränderung und entwickelt sich weiter.

Dieses Buch ist also für all diejenigen geschrieben, die einen mangelnden Bezug zu ihrem Körper oder ausbleibende Orgasmen beklagen. Freut euch auf Theorie und Praxis, die euch dabei helfen werden, diesen Bezug wiederherzustellen und die Freude an euch selbst zu zelebrieren. Es richtet sich aber auch an diejenigen, die keinerlei Probleme dieser Art kennen, sondern vielmehr einen Blick über den Tellerrand wagen möchten. Vielleicht sind sogar regelrechte Masturbationskünstlerinnen unter euch. Dann sage ich: Schön, dass auch ihr hier seid. Lasst euch inspirieren und anstecken, neue Dinge zu lernen und auszuprobieren. Nicht zuletzt ist dieses

Buch auch für eure Partner geschrieben und allgemein für Männer, die Frauen besser verstehen wollen. Euch möchte ich am liebsten um den Hals fallen und mein Lob aussprechen. Ich verspreche euch Aha-Momente und wertvolle Erkenntnisse, sowohl während als auch nach der Lektüre.

Doch dieses Buch ist mehr als ein Fachbuch, es geht hier um mehr als die reine Vermittlung von Wissen oder Techniken. Es ist, wie der Name sagt, ein Plädoyer, also nach dem Duden eine »engagierte Befürwortung«. Ja, ich spreche mich hiermit in aller Form und Begeisterung für die Masturbation aus. Sie ist in meinen Augen mit der wichtigste Schritt in eine erfüllte Sexualität. Masturbation ist mehr als ein rein mechanischer Vorgang, der möglichst in einem Orgasmus gipfelt. Es ist ein Ausdruck von Lust, von Gefühlen und dem eigenen Selbstbild. Dahinter steckt der Begriff »Selbstliebe«, den wir immer häufiger vernehmen und der so viel bedeuten kann. Masturbation als Ausdruck von Selbstliebe, das mag pathetisch klingen, trifft aber den Kern ziemlich gut. Und: »Du kannst jemand anderen nicht lieben, bevor du dich nicht selbst liebst«, so heißt es nicht umsonst.

Seht dieses Plädoyer als eine Art Reise an, auf die ich euch mitnehmen möchte. Eine Reise mit verschiedenen Stationen, die uns Selbsterkenntnisse und -erfahrungen liefern. Sie wird gleichzeitig ein Lern- und Reifungsprozess sein, der, wie ihr sehen werdet, am Ende zu euch selbst führt. Ich freue mich darauf, euch zu begleiten, und kann euch schon mal eins versprechen: Die Zeit des Schweigens ist ab hier endgültig passé. Ich werde Tacheles reden und die Dinge beim Namen nennen. Hand drauf!

2

Kleine Geschichte der Masturbation

»Ich glaube, dass man die sexuelle Befreiung gründlich missverstanden hat. Porno tötet den Sex.«

Henry Miller

Plötzlich war sie da, die Lust, ohne dass ich sie als solche beschreiben konnte. Als ich etwa fünf Jahre alt war, entdeckte ich dieses diffuse Kribbeln im Unterleib. Wie ein Gefühl, gekitzelt zu werden, ohne jedoch lachen zu müssen. Es kam von meiner Vulva und mir wurde relativ schnell klar, dass irgendetwas passieren musste. Dieses Gefühl »da unten« wollte ganz offensichtlich gelebt werden. Und so experimentierte ich herum. Ich weiß es noch wie heute: Zunächst probierte ich es mit einem – zugegebenermaßen sehr harten und spitzen – Gegenstand, einer Holzstricknadel. Damit drückte ich auf meinen äußeren Schamlippen (übrigens ebenfalls ein schreckliches Wort!) und meinem Kitzler herum. Natürlich ohne genau zu wissen, was ich da tue. Aber das war ja auch egal. Schließlich wollte ich dieses Kribbeln besiegen. Ohne Erfolg. Zumindest vorerst. Später ging ich dann dazu über, weichere Gegenstände zu benutzen. Und das funktionierte wesentlich besser. Mein geliebter Teddybär Daniel musste dazu herhalten. Bis heute tut mir das leid und ich hatte oft genug ein schlechtes Gewissen deswegen. Natürlich ist das absoluter Nonsens, aber vielleicht könnt ihr meine zwiegespaltenen Gefühle zu dem niedlichen Stofftier nachvollziehen. Nun gut: Ich fand heraus, dass das Kribbeln endlich aufhörte, wenn ich mich nur lang genug an ihm rieb. Um genau zu sein, war es mehr als das: Ich konnte mir durch das Reiben bereits nach kurzer Zeit ein viel tolleres Gefühl bescheren. Herrlich! Endlich hatte ich eine Methode gefunden, die mir Abhilfe schaffte. So masturbierte ich fröhlich und regelmäßig, immer wenn das Kribbeln aufkam.

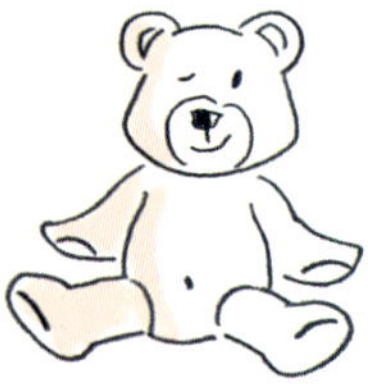

Nach einiger Zeit machte ich daraus eine Art Disziplin und schaffte es dann auch, mehrmals hintereinander zu kommen. Ich freute mich an meinem eigenen Körper und wie ich ihm Lust und Befriedigung verschaffen konnte. Darüber gesprochen habe ich zu dem Zeitpunkt nicht. Im Gegenteil: Ich habe es, so gut es ging, geheim gehalten. Vor meinen Eltern, meinem Bruder und auch meinen Freundinnen. Einmal gab es eine unangenehme Situation mit einer Freundin, die partout mit Daniel spielen wollte. Doch ich konnte ihr ja wohl unmöglich meinen Rubbelteddy überlassen. Sie würde doch ganz sicher bemerken, dass Daniel irgendwie anders ist. Und so druckste ich herum und erklärte ihr, dass Daniel heute leider krank sei. Nein, so betonte ich, er müsse dort oben auf dem Kleiderschrank liegen bleiben, um wieder zu genesen. Die Scham und das Gefühl, etwas Ungezogenes zu tun, waren mir offensichtlich schon damals anerzogen. Ohne dass meine Eltern oder die Menschen meines sozialen Umfeldes dies je forcierten. Zum damaligen Zeitpunkt begriff ich das große Ganze dahinter noch nicht und war ganz einfach happy mit mir und meinem Körper, der mit all diesen feinen Sensationen aufwartete. Übrigens habe ich diese Art der reibenden Stimulation relativ lange wie geschildert vollzogen. Einzige Variation: Alternativ zu Daniel konnte ein Kissen die gleichen Dienste erfüllen.

Auf eine neue Form der Selbstbefriedigung kam ich, als ich das erste Mal einen elektrischen Massagestab kennenlernte. Diesen Wunderstab gab es in unserer Familie, um auftretende Verspannungen ganz unkompliziert wegzumassieren. Zumindest wurde er mir aufgrund dieser Funktion überreicht, als ich dann tatsächlich einmal Rückenschmerzen hatte. Ich war zu diesem Zeitpunkt etwa 13 Jahre alt und erkannte in meinem Zimmer relativ schnell seine alternativen Einsatzmöglichkeiten. Von da an hatte ich dann »leider« häufiger Verspannungen, sodass der Massagestab schnell zu einem dauerhaften Zimmergast wurde.

Später lernte ich dann durch den Kontakt mit pornografischem Material auch die, wie ich vermutete, »normale« Art der weiblichen Masturbation kennen: streichelnd oder reibend mit der Hand. Wenn man den Pornos Glauben schenkte, befriedigten sich Frauen wohl grundsätzlich nur auf diese Art oder mit einem Dildo oder Vibrator. Nie sah ich eine Frau, die sich an einem Kissen, geschweige denn einem Stofftier rieb. Im Nachhinein weiß ich, dass alles, was beim Solosex Spaß bereitet, absolut okay und normal ist. Doch zum damaligen Zeitpunkt knabberte der Gedanke, dass offenbar alle Frauen außer mir manuell oder durch Penetration zum Orgasmus kamen, an meinem Selbstbewusstsein.

Das wollte und konnte ich nicht auf mir sitzen lassen. So fing ich also wieder an zu experimentieren und merkte, dass auch ich in der

Lage war, durch den Einsatz meiner Hände Befriedigung zu erlangen. Mehr noch: Es machte sogar richtig Spaß und war wesentlich abwechslungsreicher als das monotone Reiben an einem Gegenstand. Auch der gleichzeitige Einsatz eines Toys brachte mehr Variation in die ansonsten stete äußere Stimulation. Wobei mir immer noch ein Rätsel war, wie Frauen einen Orgasmus durch die ausschließliche Penetration von Penis oder Toy erleben konnten.

Inzwischen hatte ich selbst Sex, der mir auch Spaß machte. Nur der erlösende Orgasmus blieb erst mal aus. Also probierte ich auch dort unermüdlich zu kommen, in sämtlichen Stellungen, Winkeln und Rhythmen. Mit meinen Soloabenteuern fuhr ich dabei wie gewohnt fort. Zum Glück, denn dadurch fand ich heraus, dass die gleichzeitige Stimulation mit der Hand beim Sex durchaus zum gewünschten Ergebnis führen kann. Hurra – und nicht nur das. Mit der Zeit, und ich gebe zu: wechselnden Sexpartnern, lernte ich schließlich auch den Orgasmus beim Sex und ohne zusätzliches Handanlegen. Alles eine Sache der Übung, wie ich heute weiß, und in Kapitel drei werde ich genauer darauf eingehen. Den so wichtigen Unterschied zwischen klitoraler und vaginaler Stimulation werde ich im Kapitel vier ausführlich beschreiben. Diese Geschichte könnte nun enden mit den Worten: »... und wenn sie nicht gestorben ist, dann masturbiert sie noch heute.«

Nun ja, nicht ganz. Zu jeder guten Geschichte gehört schließlich ein Tiefpunkt, oder wie war das? Absolut korrekt! Den gab es auch bei mir, und zwar im Jahre 2015. In diesem Jahr blickte ich zurück auf vier Jahre Sexualaufklärungsarbeit auf Youtube, eine abgeschlossene Sexualpädagogik-Ausbildung und so manche Selbstversuche. Zeitgleich wohnte ich mit meinem damaligen Freund in einer großzügigen Wohnung einer Neubausiedlung, war festangestellt und alle Zeichen deuteten auf ein gelungenes Leben. Oft hörte ich von Außenstehenden: »Mensch, Gianna, dir fehlt es ja an nichts, du hast einen großartigen Freund, eine schöne Wohnung und einen festen Job.« Alles richtig und doch fühlte es sich für mich so falsch an, denn es war einfach nicht *mein* Leben. Sicherlich würden so einige viel dafür tun, besagte Dinge in ihrem Leben willkommen zu heißen. Außerdem sind eine Neubauwohnung, eine Festanstellung und ein sicherheitsbewusster Freund nicht per se falsch, ganz im Gegenteil. Aber Menschen, die mich kennen, dürften wissen, dass dieser Entwurf nicht meinem Lebenskonzept entspricht. Ich liebe Freiheit, die Natur und Sinnhaftigkeit in meinem Tun und ich widersprach diesen Werten in den drei mit am wichtigsten Belangen des Menschseins: Beziehung, Job und Wohnsitz. Zu der Zeit ahnte ich davon noch nichts, nur die Auswirkungen machten sich bemerkbar. Ich grübelte stundenlang über einfachste Sachverhalte, war launisch und kontrolliert, hatte keinen richtigen Zugang zu meinem Körper unterhalb des Kinns und keine Lust auf Masturbation, geschweige denn auf Sex. Und das als Sexualpädagogin? Oh ja! Ich erinnere mich noch gut, dass ich an einem Abend meine Freundinnen fragte, ob das bei ihnen auch so sei, dass sie nichts spürten, wenn sie ihre Vulva berührten. Die erschrockenen Blicke meiner Freundinnen machten mir klar, dass bei mir irgendetwas gehörig schiefllief. Ich, die eigentlich so emotionale und intuitive Person, fühlte mich wie abgeschnitten von meinen Gefühlen, meinem Bauchgefühl und meinem Unterleib. Meine Neugier und die Freude am Entdecken meines eigenen Körpers waren wie weggeblasen.

In einer wieder mal sex- und schlaflosen, weil Kopfkino-Nacht fasste ich dann den Entschluss, endlich etwas zu ändern. Am nächsten Tag meldete ich mich zu einem Tantra-Jahrestraining an. Ich versprach mir mehr Nähe zu meinem Freund, eine Wiederentdeckung meiner

Gefühle und neue Erfahrungen von dem Seminar. Was ich bekam, war mehr als das. Das mag jetzt spirituell, esoterisch oder irgendwie übersinnlich klingen, aber ich fand mich dabei wieder. Nacheinander begrüßte ich wieder meine Neugier, danach mein Bauchgefühl und dann kam auch meine Lust zurück. Plötzlich erlebte ich mich als eine leidenschaftliche Frau, die nur dann zur vollen Blüte kommt, wenn sie ihre Werte leben kann. Ich musste mir also selbst erlauben, so zu leben, wie ich es möchte, und nicht so, wie ich dachte, dass es angemessen und richtig sei. Außerdem entdeckte ich ein Potenzial in mir, das ich nie für möglich gehalten hatte. Offenbar hatte ich mich lange Zeit erfolgreich kleingehalten, aus Angst, anzuecken oder negativ aufzufallen. Unweigerlich war daran auch die Auseinandersetzung mit meiner Sexualität in all ihren Facetten gekoppelt. Jetzt lernte ich meine Bedürfnisse, meine Lust und meine Fantasien aus einem ganz anderen Blickwinkel kennen. Offenbar schlummerten da noch Anteile in mir, die bislang wortwörtlich eingeschlafen waren.

In dieser intensiven Zeit lernte ich auch, meinen eigenen Körper und den von anderen Frauen mit neuen Augen zu sehen. Kein Scherz: Wir sehen tatsächlich alle unterschiedlich aus, auch untenrum. Und welch ein Wunder: Dadurch mögen wir auch verschiedene Arten der Stimulation. Im offenen Austausch mit Frauen erfuhr ich, dass die meisten von ihnen die klitorale Stimulation bevorzugten, genau wie ich. Und dass Beckenbodentraining nicht nur Inkontinenz entgegenwirken kann, sondern auch erheblichen Einfluss auf die vaginale Empfindsamkeit hat. Das alles wird noch im weiteren Verlauf dieses Buches Thema sein.

Nach einem Jahr Schleudergang war mir klar, dass mein Leben, so wie ich es bisher geführt hatte, nicht meines war. Die Konsequenzen waren daher so glasklar wie zunächst unbequem: Ich trennte mich von meinem Freund, zog aus der gemeinsamen Wohnung ins Grüne und kündigte meinen Job. Danach weinte ich erst mal, doch ich fühlte mich befreit und endlich wieder im Reinen mit mir. Ich hatte die Verantwortung für meinen Körper, meine Gefühle und Bedürfnisse zurückerlangt. Heute weiß ich, dass das für mich das wertvollste Gut auf Erden ist.

Ich spüre, dass ich in dieser Zeit gereift bin, und doch bin ich im Kern immer noch das kleine Mädchen von damals, das hüpfend und mit großen Augen die Welt entdeckt. Immer wieder lerne ich Dinge hinzu und bin verblüfft, zu welchen Körpersensationen und Meisterwerken wir Menschen in der Lage sind.

Diese Tatsache ist unfassbar großartig und Mut machend: Wir lernen ein Leben lang. Auch in der Sexualität. Es wird nie der Zeitpunkt kommen, an dem unsere Psyche oder unser Körper sagt: »So, jetzt aber mal Schluss hier, genug gelernt!«

Es erstaunt mich nach wie vor zu erleben, welches Potenzial, vor allem sexuelles Potenzial, in uns allen steckt. Oft genug wurde es schlicht und ergreifend noch nicht angezapft. Es ist eine Offenbarung zu erkennen, was wirkliche Ekstase und »Sich-fallen-Lassen« bedeuten und welche Möglichkeiten sich dadurch ergeben. Das begeistert mich immer wieder und es ist eine Freude, dies an andere Menschen weiterzugeben.

Ja, ich gebe es zu: Ich war durchaus missionarisch unterwegs und habe oft eine Wissenschaft aus mir und meiner Sexualität gemacht. Das war oft genug hinderlich bei dem doch so wichtigen »Fallenlassen« und »Kopfausschalten«. Doch ich bin dadurch stets neugierig geblieben. Wollte ich doch unbedingt verstehen, wie ich funktioniere und wozu ich in der Lage bin. Im Nachhinein kann ich das anerkennen und freue mich über meine Selbstversuche und vor allem über deren Ergebnisse. Mit meiner persönlichen Geschichte möchte ich auch euch zeigen, dass noch so viel möglich ist. Vermutlich habt auch ihr noch nicht das Ende der Fahnenstange erreicht und könnt dazulernen. Ihr werdet sicherlich Dinge in diesem Buch erfahren, die ihr noch nicht wusstet. Ihr werdet bestimmt auch Dinge finden, die ihr ausprobieren wollt, genauso wie ihr andere Dinge kategorisch für euch ausschließt. Das ist auch absolut in Ordnung und so gewollt. Wir sind alle unterschiedlich, zum Glück, denn sonst wäre es ganz schön langweilig.

Mit Onan fing alles an

Das Teilen der eigenen Masturbationserfahrung? Vielleicht haben manche von euch beim Lesen meiner Geschichte heiße Ohren bekommen, andere wiederum mögen ausgiebig gegähnt haben. Euch allen möchte ich eine interessante Tatsache offenbaren: Die Tradition des Masturbierens lässt sich schon in der Bibel nachlesen – im Alten Testament, der Genesis (Kapitel 38). Ich vermute ja stark, dass auch viele Menschen vorher ihrer Selbstliebe frönten. Aber hier, im allerersten Buch Mose, wird zum ersten Mal darüber berichtet oder zumindest über die Anfänge der Masturbation. Doch der Reihe nach. Davon ausgehend, dass ihr euch jetzt sicherlich nicht die Bibel schnappen werdet, erzähle ich euch nun die Geschichte Onans. Onan war der zweite Sohn von Juda. Nachdem sein älterer Bruder gestorben war, musste Onan dessen Witwe Tamar heiraten, so forderte es die jüdische Sitte. Die Schwagerehe verpflichtete Brüder, dem verstorbenen Verwandten Nachkommen zu verschaffen, wenn dieser keine eigenen Söhne hatte.[1] Über Onan heißt es in der Bibel: »Da sprach Juda zu Onan: Gehe zu deines Bruders Weib und nimm sie zur Ehe, dass du deinem Bruder Samen erweckest. Aber da Onan wusste, dass der Same nicht sein Eigen sein sollte, wenn er einging zu seines Bruders Weib, ließ er's auf die Erde fallen und verderbte es, auf dass er seinem Bruder nicht Samen gäbe. Da gefiel dem Herrn übel, was er tat, und er tötete ihn auch.«[2]

Übersetzt bedeutet dies, dass Onan sich dem alten Brauch nicht fügen wollte. Er wusste schließlich, dass ein potenzieller Nachkomme nicht ihm, sondern seinem verstorbenen Bruder zugesprochen würde. Um die fremdbestimmte Ehe und Familiengründung zu vermeiden, vollzog Onan einen Coitus interruptus mit »verschwendetem« Samenerguss auf die Erde. Daraufhin wurde er von seinem Vater mit dem Tode bestraft. Im Nachhinein diskutierte man unterschiedliche Gründe für die Todesstrafe. Einige religiöse Traditionen gingen davon aus, dass der Coitus interruptus von Gott nicht gewollt und deshalb bestraft wurde. Neuere Meinungen sind sich sicher: Der Grund dafür war die Verweigerung der Tradition, die dazu führte, dass die Ehefrau einer ganzen Abstammungslinie zur Last fiel. Übrigens ließ sich Tamar einige Zeit später gut verschleiert und getarnt von ihrem Schwiegervater Juda schwängern.[3] Also doch ein Happy End? Fest steht, dass Onan zum Märtyrer und damit unsterblich wurde, denn sein Name ging mit den Wörtern »Onanie« und »onanieren« in die Geschichte ein. Wobei ja die Geschichte mehr einen Coitus interruptus als die Selbstbefriedigung beschrieb. Schließlich ist nicht überliefert, ob Onan währenddessen seine Hände zu Hilfe nahm, sondern lediglich, dass er zum Abschluss kam. Schade eigentlich, denn im Nachhinein wurde der mit seinem Namen verbundene Begriff meist mit Sünde und etwas Bösem in Zusammenhang gebracht. Viel schöner wäre es doch gewesen, wenn Onan als Vorreiter, ja als Revoluzzer des eigenen Willens und schließlich der Selbstbefriedigung in die Geschichte eingegangen wäre.

Aber es ist ja noch nicht aller Tage Abend und außerdem hat sich ja auch der Begriff der Masturbation etabliert, den wir genauer betrachten sollten. Bei diesem Ausdruck scheiden sich die Geister in zwei Lager. Relativ einig ist man sich, dass der Begriff aus dem Lateinischen kommt. Doch wie übersetzen? Die einen sind sich sicher, dass er sich aus »manu stuprare« ableitet, was so viel bedeutet wie »mit der Hand beschmutzen«[4]. Andere glauben, der Ausdruck kommt von »masturbari«, was sich wiederum aus den Wörtern »manibus turbari« zusammensetzt. Übersetzt bedeutet das »sich mit den Händen reizen«[5]. Das klingt etwas netter, doch lassen beide Übersetzungen so gar nicht darauf schließen, dass mit dem Akt Freude und Spaß verbunden ist.

Sowohl dem Masturbieren als auch dem Onanieren wohnt also eine ziemlich negative Bedeutung inne. Doch das war nicht immer so. In der Antike war die Masturbation Ausdruck eines natürlichen Verlangens.[6] Es wird überliefert, dass der Philosoph Diogenes sogar in aller Öffentlichkeit masturbierte.[7] Die Zeichnungen auf Vasen der damaligen Zeit erzählen ihre ganz eigene Geschichte, die darauf schließen lässt, dass Masturbation als etwas völlig Normales angesehen wurde.[8] Auch prähistorische Fundstücke lassen auf das selbstverständliche Frönen der Selbstbefriedigung schließen. Seit der Steinzeit soll es schon Dildos gegeben haben,[9] was meine anfangs aufgestellte These einer bereits sehr lange existierenden Solo-Sexualpraktik untermalen würde. Dildos wurden auch in der Antike in allen erdenklichen Größen unter dem Begriff »Olisboi« verwendet. Olisboi bestanden aus Ton, waren innen hohl und wurden für ihre Zwecke mit warmem Wasser gefüllt. Sie wurden zur sexuellen Erregung, aber gleichzeitig auch zur Linderung von Unterleibsbeschwerden und anderen Krankheitsbildern eingesetzt.[10] So pries Hippokrates schon die Wirkung von Genitalmassagen bei Hysterie.[11]

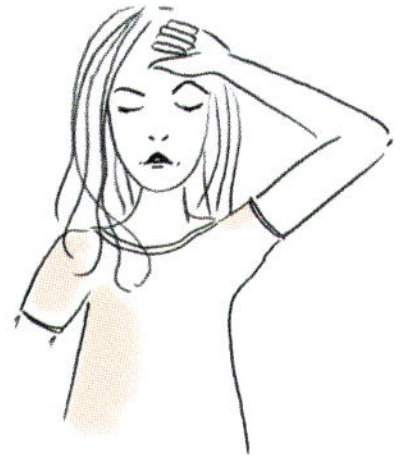

KLEINER EXKURS: GESCHICHTE DES VIBRATORS 1.0

Hysterie wurde als ausschließliches Frauenleiden deklariert. Der Begriff bezeichnet im Wortstamm »vom Uterus ausgehend«, also von der Gebärmutter. Die Erkrankung sollte den Stau von Körpersäften und schließlich Verrücktwerden zur Folge haben und nur das Herbeiführen von »hysterischen Krisen« sollte Abhilfe verschaffen. Diese wurden durch Genitalmassagen mithilfe von Dildos und später auch durch die erfahrene Hand eines Arztes durchgeführt. Letzten Endes waren diese hysterischen Krisen nichts anderes als Orgasmen. Doch dieses Wissen war bis in die ersten Jahrzehnte des 20. Jahrhunderts noch nicht gegeben, schließlich glaubte man, der weibliche Höhepunkt könne nur durch die Penetration mit dem männlichen Glied erreicht werden. Jahrelang benutzte man also Dildos als Heilmittel und neben der Hysterie wurden auch andere

»psychische Erkrankungen« bei Frauen behandelt. So zum Beispiel erotische Fantasien, Nymphomanie, Melancholie, Nervosität und Zustände der Verwirrung, ebenso Atemnot, Blässe und Schlaflosigkeit. All diese Krankheitsbilder wurden kurzerhand mit dem Herbeiführen von Orgasmen zu therapieren versucht.[12] Mit dem heutigen Wissen kann man sich eine solche Vorgehensweise kaum mehr vorstellen. Doch die betroffenen Frauen wurden wohl bestimmt sehr gern behandelt und die Nebenwirkungen waren verschwindend gering ... Doch später mehr dazu.

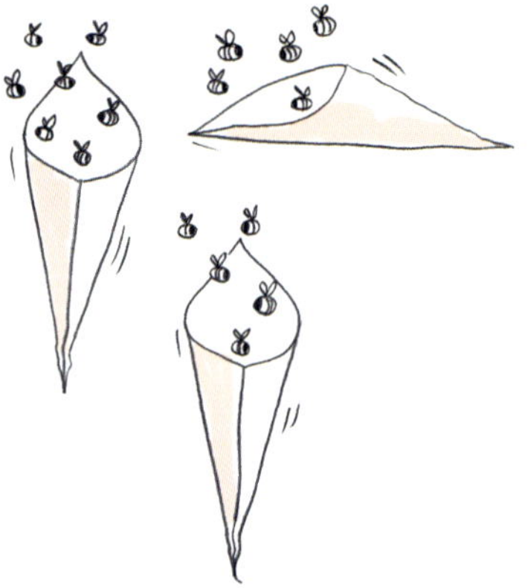

Kleopatra, so wird es überliefert, nutzte Dildos zum Lustgewinn. Jene Exemplare der legendären ägyptischen Königin bestanden jedoch nicht aus Ton, sondern aus feinem Marmor. Die Dame wusste ganz offensichtlich, wie frau sich Lust verschafft. So ließ sie auch Bienen in eine Papyrustüte füllen und benutzte diese surrende Tüte dann zur Stimulation ihrer Klitoris.[13] Sozusagen als ersten frühzeitlichen Vibrator. Bis ins Mittelalter wurden die Olisboi wahrscheinlich mit Vergnügen benutzt. Damit war Schluss, als die Kirche davon Wind bekam. Sie verbot den Gebrauch der Dildos, denn sie dienten nicht der menschlichen Fortpflanzung und waren damit eindeutig Sünde.[14] Einzige Ausnahme war weiterhin der medizinische Gebrauch.

Dann kam die Kirche

Im Grunde wurde alles im Bereich des Sexuellen, was nicht ausschließlich der Fortpflanzung diente, von der katholischen Kirche als Sünde bezeichnet. Doch auch in der reformierten Kirche galt die Selbstbefriedigung als Handlung gegen das Gewissen. Als unreife und fehlgeleitete Form der Sexualität. Die Protestanten nannten sie die »primitivste Form der sexuellen Befriedigung«[15]. Dem »unangemessenen« Handanlegen sollte über viele Jahrhunderte stets mit »angemessenen Strafen« begegnet werden. Ja, es folgte ein regelrechter Feldzug gegen die Masturbation. Unzählige Texte, Pamphlete und Bücher warnten vor den angeblichen Gefahren und boten ihre Methoden zur Bekämpfung an. Ein Standardwerk von Tissot aus dem Jahre 1776 trug den eindeutigen Titel »Die Onanie oder Abhandlung über die Krankheiten, die von der Selbstbefleckung herrühren«.

Im 18. und 19. Jahrhundert galt Selbstbefriedigung immer noch als krankhaft, als abscheuliche Sünde der Selbstbefleckung. Kinder und Jugendliche sollten beim Schlafen ihre Hände stets über der Bettdecke halten. Einigen wurden die Hände sogar fixiert und manche mussten eine Art Keuschheitsgürtel tragen, um ja nicht an sich herumzufummeln. Zur Rechtfertigung wurde ihnen drohend ins Gewissen geredet – vonseiten der Eltern, Mediziner, Theologen, Pädagogen und Philosophen.[16]

Hier nur eine kleine Auswahl der angeblichen Folgen von Selbstbefriedigung: Gehirnerweichung, Rückenverkrümmung, geistige Verblödung, Impotenz, Wahnsinn, Epilepsie, Depressionen, Gedächtnisschwund, Akne, Unfruchtbarkeit, Tuberkulose, Sehschwäche.[17] Als Mittel gegen diese »Masturbationskrankheiten« empfahlen Mediziner und Theologen Früherkennung, die sich etwa an Symptomen wie blassem Teint der Haut, Teilnahmslosigkeit, Faulheit, schlechter Haltung und zitternden Händen festmachen ließ. Die dargereichten präventiven oder begleitenden Therapieformen waren ebenso mannigfaltig wie einfallsreich. Man empfahl eine angepasste, flüssigkeitsarme Ernährung, Schlafen mit einer dünnen Decke und auf einer harten Matratze, Meditation über traurige Dinge und das Waschen mit kaltem Wasser.[18]

Ganz offenbar wollte man den vermeintlichen »Masturbationswahn« unbedingt im Keim ersticken. Einer der bekanntesten Verfechter dieser Thesen über die Folgen und auch die Gegenmaßnahmen der Selbstbefriedigung war Dr. John Harvey Kellogg. Ja, ganz recht: Den Erfinder der Kellogg's Cornflakes hatte ich mir auch anders vorgestellt. Ich hatte eher das Bild eines netten amerikanischen Farmers, doch weit gefehlt! Kellogg berichtete in seinem 1888 veröffentlichten Buch über diverse Folgezeichen von Masturbation bei Kindern und empfahl radikale Methoden. Unter anderem das Beschneiden der Vorhaut bei Jungen, damit die Eichel weniger reizbar ist. Bei Mädchen wiederum sollte die Klitoris durch die Behandlung mit reiner Karbolsäure weniger empfindsam gemacht werden. Auch sollten die Kinder eine spezielle Diätform einhalten, die zu einem großen Teil aus – welche Überraschung! – seinen Frühstücksflocken bestehen sollte.[19]

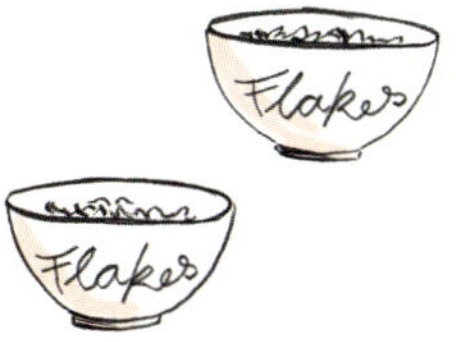

So bald wurde es nicht besser. Haltet euch fest: Eine Masturbationsalarmanlage sollte Eltern benachrichtigen, sobald ihre Kinder angeblich unzüchtig wurden. Des Nachts, wenn sich das Bett bewegte, klingelte ein Glöckchen im elterlichen Schlafzimmer. Aber nicht nur Kinder und Jugendliche hatten artig zu sein. Auch für die Erwachsenen hieß es zu dieser Zeit noch: Onanie in der Ehe ist ein Zeichen einer ernsten Störung, der man mit Eheberatung, Therapie oder unter Hypnose entgegenwirken müsse.

KLEINER EXKURS: GESCHICHTE DES VIBRATORS 2.0

Während dieses wahnsinnigen Streifzuges gegen die Masturbation konnten sich offensichtlich die Frauen glücklich schätzen, die selbst als wahnsinnig diagnostiziert wurden. Schließlich war die Diagnose auf Hysterie oder ein anderes psychisches Leiden ein hoher Garant dafür, dass die betroffene Frau eine befriedigende Therapieform bekam. Die Medizin und die Definition der weiblichen Sexualität lagen damals fest in den Händen der Männer. Im wahrsten Sinne des Wortes, denn die Genitalmassagen der Damenwelt übernahmen zunehmend Ärzte und Psychiater.[20] Für sie war es tatsächlich ein florierendes Geschäft, denn Frauen mit den bereits genannten Symptomen gab es zuhauf und sie waren treue Patientinnen. Die Behandlung konnte eben nur vorübergehend Erleichterung verschaffen und so kamen sie immer wieder.

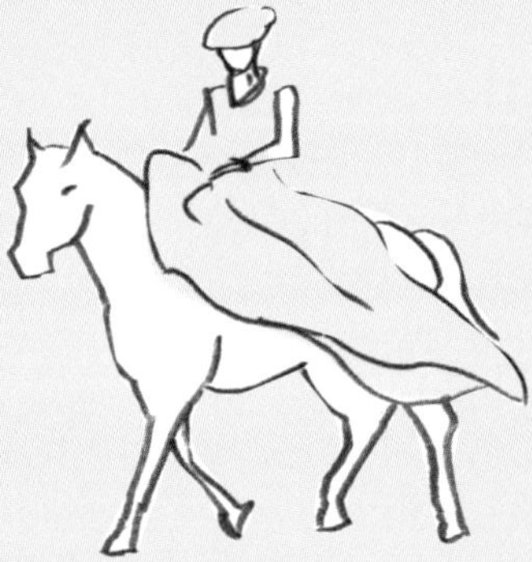

Neben Genitalmassagen gab es auch alternative oder begleitende Therapieformen, die ebenfalls abenteuerlich waren. So empfahlen Mediziner seit dem Mittelalter vor allem Witwen und Nonnen ausgiebige Ausritte auf dem Pferd. Französische Ärzte hingegen baten ihre hysterischen Patientinnen, mit der Eisenbahn zu fahren, um die monotonen Ruckelbewegungen zu genießen.[21] Hysterie avancierte zur Modediagnose und so litt im 19. Jahrhundert mehr als die Hälfte aller Frauen an der mysteriösen Krankheit.[22] Neben der Schwierigkeit, die Vielzahl an Patientinnen zu versorgen, war die Behandlung zudem zeit- und energieraubend. Eine Behandlung dauerte in der Regel eine Stunde und nicht wenige Ärzte bekamen eine Sehnenscheidenentzündung oder einen Tennisarm.[23] So zeugt auch der Film »In guten Händen« mit Hugh Dancy in der Rolle des Doktors von der beschriebenen Problematik. Nachdem seine Hände durch die Behandlung zahlreicher Frauen von Krämpfen geplagt waren, erfand er im Jahr 1890 den ersten elektrischen Vibrator.

Werbeanzeigen der damaligen Zeit priesen ihn als medizinische Apparatur, »Percuteur« genannt, zur Linderung von Kopf- und Nervenschmerzen. Er sollte Verspannungen lösen, der Hysterie vorbeugen und die Jugend und Schönheit der Ehefrau erhalten.[24] Endlich konnten mehr Frauen in weniger Zeit pro Sitzung »percutiert« werden. Bei ausreichendem Vermögen konnten sich Patientinnen sogar selbst behandeln. Genau zur richtigen Zeit, wie sich herausstellte. Denn damals setzte auch eine zähe Liberalisierung der Selbstbefriedigung ein.

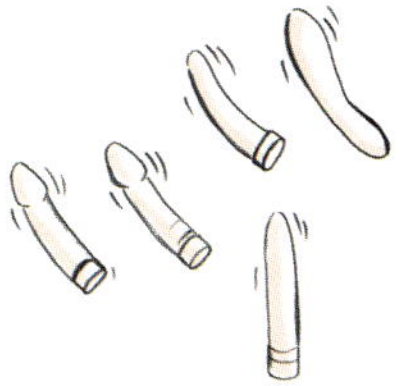

Ende des 19. Jahrhunderts brachten die Untersuchungen des Biologen Alfred Kinsey, Verfasser des Kinsey-Reportes, zum ersten Mal eine entspanntere Haltung gegenüber der Selbstbefriedigung. Auch der Psychoanalytiker Sigmund Freud befasste sich stark mit dem Thema Masturbation und revidierte seine anfänglich negative Einstellung zu dem Thema. Er bekannte: Masturbation sei absolut förderlich, um die eigene Sexualität zu entdecken, beginnend im Kleinkindalter.[25] Einen Meilenstein in der Geschichte der Masturbation stellen auch die Forschungsergebnisse von Masters und Johnson dar. Indem sie Masturbation und Geschlechtsverkehr im Labor beobachteten und untersuchten, leisteten sie wahre Pionierarbeit auf dem Gebiet der sexuellen Erregung. Sehr zu meiner Freude ist im Jahre 2013 die Fernsehserie »Masters of Sex« zu ihrer Arbeit erschienen.

KLEINER EXKURS: GESCHICHTE DES VIBRATORS 3.0

Um die Geschichte des Vibrators und damit auch seiner Etablierung als Sextoy abzuschließen, sei hier die sexuelle Revolution im Zuge der 68er-Bewegung erwähnt. So lange dauerte es nämlich, bis das einst medizinische Gerät sein verstaubtes Image verlor. Zwischenzeitlich war es sogar ganz aus den Magazinen verschwunden. Wahrscheinlich eine Reaktion darauf, dass man durch Freud und Co. mehr über den weiblichen Orgasmus erfahren hatte: Der Vibrator und seine eigentliche Wirkung wurden transparenter und das vertrieb ihn zeitweise in die Schmuddelecke. Ganz ehrlich: Die Frauen wussten wahrscheinlich schon die ganze Zeit um die Freuden, die von der technischen Erfindung ausgingen. Doch verleiht es unserer Historie einen gewissen Touch der Rebellion, wenn wir uns vorstellen, dass sich all die behandelten Damen ins Fäustchen gelacht haben, nicht wahr? Auch die Erfindung des Silikons fällt ungefähr in diese Zeit und so nahm die Vielfalt an unterschiedlichen Modellen innerhalb kürzester Zeit zu. Zum Glück haben Dildo und Vibrator mittlerweile als Heilmittel ausgedient und werden nunmehr als Lustmittel geschätzt.

Zur Zeit der sexuellen Revolution schließlich gehört eine Frau, die einen großen Beitrag zur Enttabuisierung der Masturbation geleistet hat. Nina Hagen, Rockröhre und »Godmother of Punk«, hat ihrem Spitznamen im Jahre 1979 alle Ehre gemacht. Als attraktive 24-Jährige war sie in der Late-Night-Talkshow »Club 2«. Dort demonstrierte sie, voll bekleidet und gut gelaunt, ihre Vorlieben bei der Selbstbefriedigung. Damals sorgte sie für einen absoluten Medienskandal, heute wird sie dafür gefeiert. Auch ich bewundere ihren Mut und ihren missionarischen Willen, endlich aufzuklären. In der Show machte sie nämlich der Frauenwelt klar, dass wir ja darauf achten sollten, unsere Klitoris sowohl bei der Masturbation als auch beim Sex zu berühren. Gut, nicht jeder ist so aufgeklärt und freizügig und muss es auch nicht sein. Aber dass Papst Johannes Paul II. noch 1993 die weibliche Onanie als sündige Wollust und die männliche als organisch bedingtes Übel bezeichnete, könnte man ganz ohne Umschweife als hinterwäldlerisch bezeichnen.[26]

Und so sieht's heute aus

Die jahrhundertelange Verteufelung der Selbstbefriedigung von Religion und Kirche hat ihre Spuren in unserer angeblich so freien Gesellschaft hinterlassen. Bis heute haben sich viele Mythen gehalten und lösen vor allem bei jungen Menschen Unsicherheiten aus. Nach wie vor sind Scham, Schuldgefühle und die Angst, etwas Verbotenes oder Gefährliches zu tun, an der Tagesordnung. Zumindest sind sich mittlerweile Urologen, Gynäkologen und Psychologen einig darüber, dass Masturbation etwas Gutes und Gesundheitsförderliches ist. In sämtlichen neuen Aufklärungsbüchern kann man nachlesen, dass Selbstbefriedigung hilft, den eigenen Körper besser kennenzulernen und zu wissen, was gefällt. Darüber hinaus werden noch viele weitere positive Aspekte beschrieben, auf die ich in Kapitel drei genauer eingehen werde. Trotz alledem scheint es so, als sei das theoretische Wissen noch nicht in der Praxis angekommen. In meinen vielen Jahren als weibliches Gesicht des Youtube-Kanals »61MinutenSex« durfte ich einiges lernen. Unter anderem, dass die Unsicherheit und das Gefühl, nicht normal zu sein, die meisten Fragen der Zuschauer motivierten. Aber auch, dass es in der Selbstbefriedigung von Frauen und Männern gravierende Unterschiede gibt.

Der feine Unterschied

Grundsätzlich lässt sich feststellen, dass die Sexualität bei Männern anerkannter ist als bei Frauen. Einer der Gründe dafür ist, dass das Geschlechtsteil von Männern einfach sichtbarer ist, weil es außen hängt. Der Penis wird von klein auf täglich beim Urinieren berührt, genauso beim Waschen. Das Anfassen des eigenen Penis wird bei kleinen Jungen in der Regel mit einem Kommentar und einer positiven Verstärkung begleitet. So entstehen bei Jungen wichtige Nervenverbindungen zu jenen Bereichen des Gehirns, die für das Wahrnehmen und Lustempfinden von großer Bedeutung sind. Dadurch lernen viele Jungen, dass ihre Sexualität und Lust etwas völlig Normales und Gutes ist.[27]

Die erste Erregung und die Lust am Experimentieren beginnt bei ihnen meist früher als bei Mädchen. Auch wissen Männer relativ schnell, wie sie ihr Geschlecht berühren müssen, sodass es Freude bereitet. So könnte die Masturbationsbeschreibung eines jungen Mannes aussehen: Das ist mein Penis. Der hat einen Schaft mit Vorhaut und Eichel. Wenn ich meine Hand um den Penis lege und sie in meinem Lieblingstempo auf- und abbewege, komme ich irgendwann zum Höhepunkt. Ziemlich einleuchtend!

Hinzu kommen Medien und Pornos, die ebenfalls ein Gefühl der völligen Normalität der männlichen Sexualität vermitteln. Ein Mann wird hier überwiegend von einer Frau in seinen Bedürfnissen gesehen, bedient und befriedigt. Das wird nicht hinterfragt und insofern als völlig normal akzeptiert. So kommt es, dass Männer ihre eigene Sexualität als etwas Naturgegebenes betrachten und dadurch einen offenen Umgang damit pflegen. 95 Prozent aller Männer sagen schließlich, dass sie regelmäßig masturbieren. Ob aber das sogenannte Kekswichsen wirklich so selbstverständlich praktiziert wird, wie Teenagerfilme es vermuten lassen, vermag ich nicht zu beurteilen. Fest steht, dass Männer wesentlich befreiter mit ihrem eigenen Geschlecht aufwachsen.

Anders ist das bei Frauen. Angefangen mit den 80 Prozent aller Frauen, die zumindest zugeben, regelmäßig Hand anzulegen.[28] Ich hoffe ja, dass die Dunkelziffer wesentlich höher ist. Zunächst einmal sind die Geschlechtsteile einer Frau nicht so ersichtlich und liegen weniger frei. Dadurch werden sie sowohl von den Eltern als auch dem Kind selbst seltener angefasst oder einer positiven Verstärkung ausgesetzt.[29] Meist werden beim Wickeln und Eincremen von kleinen Mädchen nur die äußeren Schamlippen berührt. Da die inneren Lustorgane versteckt sind, bleiben sie oft unbeachtet. Dadurch lernen Mädchen, wenn überhaupt, meist später und schwieriger, wie lustvoll das eigene Anfassen sein kann. Sie erforschen sich eher im Alleingang und erfahren kaum etwas darüber, wie sensibel ihr Geschlecht für angenehme Stimulationen sein kann. So könnte wiederum die Masturbationsbeschreibung einer jungen Frau ausfallen: Das ist meine Scheide. Die hat zwei äußere und zwei innere Flügelchen, einen kleinen Knubbel und ein Loch. Ich kann da einen Finger reinstecken, die Flügel streicheln oder den Knubbel reiben. Wenn ich das lange genug mache, dann komme ich irgendwann zum Orgasmus ... So weit, so kompliziert, denn allein die Auswahl an Möglichkeiten macht deutlich, dass viele Wege nach Rom führen können.

Mädchen und Frauen haben auch leider kaum mediale oder pornografische Aufklärung, die ein realistisches Bild von erfüllter Sexualität auf beiden Seiten darstellt. Wenn sie dem gesellschaftlichen Bild Glauben schenken, dann müsste eine Frau, sobald ein Gegenstand oder Penis in sie eingeführt wird, nach kürzester Zeit zum Höhepunkt kommen. Fakt ist aber, dass nur etwa 30 Prozent der Frauen zuverlässig beim Geschlechtsverkehr zum Höhepunkt kommen. Bleiben 70 Prozent der Frauen, also eine ganze Menge, die manchmal, selten oder nie beim Sex kommen. Lange Zeit wurde angenommen, dass mit diesen Frauen etwas nicht stimmt. Schließlich können doch Männer beim »Penis in Vagina«-Akt Orgasmen haben. Doch die Wahrheit ist: Wir alle wurden belogen! Die weibliche Sexualität ist keineswegs die Light-Version der männlichen.[30]

Nein, Frauen und Männer sind einfach verschieden. Mehr noch: Frauen sind auch untereinander völlig unterschiedlich. Was für die eine Frau zutrifft, muss für die andere noch lange nicht stimmen. Das gilt für die Physiologie ebenso wie für die Psychologie. Im Klartext: Wir sehen alle nicht nur einzigartig aus, wir ticken auch völlig verschieden.

Emily Nagoski beschreibt dies in ihrem Buch »Komm, wie du willst« sehr anschaulich: »Wir sind alle aus den gleichen Teilen gemacht, aber in jedem von uns sind sie auf einzigartige Weise zusammengesetzt, die sich noch dazu im Laufe unseres Lebens verändert.«[31] In Kapitel vier werde ich auf diesen Umstand noch genauer eingehen.

Ein verdrehtes Ideal

Das Traurige dabei ist: In der Theorie wissen wir das alles längst schon. Nur leider scheint es in unserem Herzen, in unseren Gefühlen und unserem Tun nicht angekommen zu sein. Immer noch verurteilen wir uns und unseren Körper, weil er eben nicht so aussieht und funktioniert, wie es uns die Medien weismachen wollen. Wir vergeuden Zeit, Energie und Geld darauf, um anders zu sein – besser, perfekter, schöner, nur eben nicht wir selbst. Dann schelten und strafen wir uns mit schlechtem Gewissen und Übellaunigkeit, wenn die Rechnung nicht aufgeht. Nur um uns hoffentlich eines Tages mit der Tatsache zu konfrontieren, die im Kern wunderschön ist: Wir alle sind normal. Wir alle sind gleich. Wir alle sind unterschiedlich. Wir alle sind perfekt, genau so, wie wir sind!

Auch ich habe jahrelang geglaubt, was die Gesellschaft mir weismachen wollte, und so ist es für mich auch keine Überraschung, dass Masturbation bei Frauen immer noch ein Tabuthema ist. Dies soll keine Abhandlung nach dem Motto »Mimimi, wir Frauen sind ja so benachteiligt ...« sein. Nein, vielmehr zeigt sie die Realität und macht umso mehr deutlich, dass wir mehr geniale Vorbilder à la Nina Hagen brauchen, die Tacheles reden. Frauen, die sagen, was ihnen gefällt und wie sie gern stimuliert werden. Daran mangelt es nach wie vor. Doch es gibt sie und es werden mehr! Es gibt die Frauen, die offen reden wollen und es auch schon getan haben. Mit diesem Buch hältst du schließlich einen manifestierten Beweis in den Händen.

Ein Projekt finde ich dabei ganz besonders erwähnenswert: Es ist die Website www.omgyes.com, auf der echte Frauen in Videoanleitungen ihre sexuellen Vorlieben und Masturbationstechniken erläutern und demonstrieren. Ja, richtig: Sie zeigen, wie sie sich gern selbst berühren, und kommentieren dabei jeden einzelnen Schritt. Tatsächlich passiert das Ganze auf eine so ästhetische und unaufgeregte Art und Weise, dass ich zu keinem Augenblick der Nutzung ein komisches Gefühl hatte. Zudem stützt sich die Seite auf eine 2015 durchgeführte wissenschaftliche Studie zur weiblichen Lust. Sie gibt also nur Erfahrungen und Strategien wieder, die von 1000 befragten Frauen angegeben wurden. Es stellte sich nämlich heraus, dass zwar jede Frau ihre ganz individuelle Masturbationstechnik besitzt, dass es aber Überschneidungen gibt.[32]

Genau das ist auch meine Beobachtung aus vielen Jahren der Praxis als Sexualpädagogin. Viele Fragen, Meinungen und Erfahrungen treten immer wieder auf. So habe ich unzählige Male die Frage beantwortet: »Kann man zu oft masturbieren?« oder auch: »Bekomme ich vom Masturbieren Pickel?« Dahinter verbirgt sich meist nur eine einzige Frage, und zwar: »Bin ich normal?« Die Antwort darauf lautet fast immer: »Ja!« Trotz alledem möchte ich an dieser Stelle ein für alle Mal mit weit verbreiteten Mythen aufräumen und die typischsten Fragen beantworten. Es geht mir darum, dass Frauen und Männer die Masturbation letztendlich als das sehen, was sie ist: das Befriedigen ihrer Lust, die so selbstverständlich wie natürlich ist. Und nicht zuletzt wunderschön!

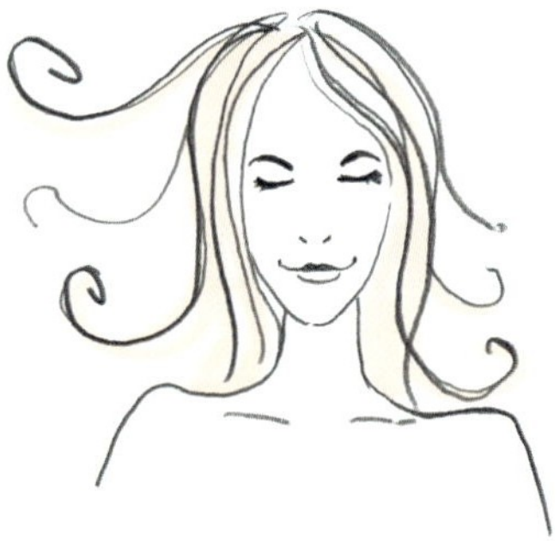

Die sechs häufigsten Fragen und Antworten

Wie oft ist Masturbieren normal?

Letztendlich definierst du ganz allein, was für dich normal ist und sich gut anfühlt. Das kann für die eine einmal in der Woche oder im Monat sein und für die andere mehrmals am Tag, in der Woche oder im Monat. Glaubt man den Statistiken, machen es sich die meisten Frauen einmal im Monat oder seltener (wobei sich die überwiegende Zahl aller Frauen enthielt). Übrigens geben die meisten Männer an, es mehrmals in der Woche zu tun. Erst wenn du an nichts anderes mehr als an die Masturbation denken kannst und das Gefühl hast, dass sie deinen Tagesablauf bestimmt, besteht Handlungsbedarf.

Bei der Masturbation komme ich zuverlässig zum Orgasmus, nicht aber beim Sex mit meinem Partner. Was stimmt denn nicht mit mir?

Erst mal Glückwunsch! Denn es stimmt offenbar alles mit dir. Du kannst durch Selbstbefriedigung einen Höhepunkt erleben und das ist wundervoll. Bei der Penetration mit dem Penis wird ein anderer Bereich stimuliert, als das bei der Masturbation der Fall ist. Die meisten Frauen stimulieren dabei ihre Klitoris, während diese beim Sex in der Regel kaum gereizt wird. Es ist ein Irrglaube zu denken, dass etwas mir dir nicht stimmt, denn den meisten Frauen geht es wie dir. Grundsätzlich kommt es auf den Abstand zwischen Klitoris und Harnröhrenausgang an, wie zuverlässig frau beim Geschlechtsverkehr einen Orgasmus hat.[33] An dem Abstand wirst du in diesem Leben nichts mehr ändern können, schon aber an der Art der Stimulation deiner Klitoris beim Sex. Wenn deine Klitoris also weiter vom Eingang entfernt liegt (und das ist völlig normal), dann braucht sie andere Formen der Aufmerksamkeit und Stimulation. Du könntest sie in Zukunft mehr mit einbeziehen, indem du Stellungen wählst, in denen auch sie berührt wird, oder während des Sex selbst Hand anlegen. (Wir werden auf all das noch ausführlich kommen.)

Sind Frauen, die keinen vaginalen Orgasmus erleben können, frigide?

»Frigide« – was für ein Wort! Meist wird es in einem negativen Zusammenhang gebraucht und dann als Beleidigung eingesetzt. Es hat zwei unterschiedliche Bedeutungen: die verminderte sexuelle Lust und das verminderte sexuelle Gefühl. Nichts dergleichen trifft aber auf die meisten Frauen zu, die mit diesem Begriff betitelt werden. Die Verbreitung des Wortes ist ein Resultat der diffusen Vorstellung von der eigenen Sexualität und dem Anspruch, den vermeintlichen gesellschaftlichen Anforderungen zu entsprechen. Frauen halten dann zum Beispiel ihren Orgasmus bei der Selbstbefriedigung für keinen »richtigen« Orgasmus. Fakt ist aber: Es gibt keine Unterscheidung von Orgasmen. Ein Orgasmus ist ein Orgasmus: das Entladen von Spannung, ganz egal wie sie ausgelöst wurde. Ob durch die Stimulation der Füße, der Brüste oder eben der Klitoris. Zu glauben, dass die Vagina ein völlig anderer Bereich ist als die Klitoris, ist falsch. In Wirklichkeit ist die Klitoris viel größer als der kleine Knubbel, den man leicht erkennt, und schmiegt sich um die Vagina herum, sodass die vermeintlich vaginale Stimulation eigentlich auch eine klitorale ist. In Kapitel vier wirst du mehr über die anatomischen Bedingungen erfahren.

Wie funktioniert Squirten?

Die weibliche Ejakulation, auch Squirting genannt, hat in den letzten Jahren an Aufmerksamkeit gewonnen. Das lag unter anderem daran, dass zu diesem Bereich mehr geforscht wurde, aber vor allem an der vermehrten Darstellung in Pornos. Auf einmal konnten auch Darstellerinnen, ebenso wie ihre männlichen Pendants, abspritzen. Eine Fähigkeit, die darauf zurückzuführen ist, dass Frauen über Drüsen rund um die Harnröhre herum verfügen. Bei manchen Frauen produzieren diese Drüsen viel, bei anderen wenig oder gar kein Sekret. Bei der Stimulation des sogenannten G-Punktes (werde ich später noch genauer erklären) kann es passieren, dass eine meist milchige Flüssigkeit ejakuliert wird. Meist muss der G-Punkt ausdauernd und kräftig gereizt werden, beispielsweise durch einen Penis oder Dildo, damit die Frau tatsächlich squirtet. Doch wie wir nun bereits wissen, sind Frauen verschieden. So erleben manche oft, andere selten, wieder andere nie eine derartige Ejakulation.

Ich stelle mir beim Masturbieren häufig Sex mit einem Fremden oder sogar Vergewaltigungsszenen vor. Ist das schon krankhaft?

Nein, das ist alles andere als krankhaft, sondern völlig normal. Vergewaltigungsfantasien haben tatsächlich sehr viele Frauen. Dahinter steht sehr oft das Bedürfnis danach, Kontrolle abzugeben und sich fallen zu lassen. Deine Fantasie ist dein Garten, in dem du dich austoben kannst, ohne dass dir irgendjemand dazwischenfunkt. Hier bestimmst du die Regeln und wie weit du gehen möchtest. Wenn du einen Partner hast, mit dem du offen über das Thema sprechen kannst, dann könntet ihr ja auch mal über die ein oder andere Umsetzung einer Fantasie nachdenken.

Hintergehe ich meinen Partner/meine Partnerin, wenn ich masturbiere?

Ganz im Gegenteil!, ist meine Antwort. Mit der Masturbation tust du deinem Partner sogar einen großen Gefallen. Dieser Frage liegt die Vorstellung zugrunde, dass die Solosexualität etwas ist, was man macht, wenn man niemanden hat. Frauen und Männer, die diese Vorstellung hegen, haben Schuldgefühle, wenn sie masturbieren, »obwohl« sie doch einen Partner und damit regelmäßigen Sex haben.[34] Das ist absoluter Quatsch! Denn die Selbstbefriedigung ist ein völlig eigenständiger Teil der Sexualität, der von immenser Bedeutung ist, wenn es darum geht, den eigenen Körper selbstbestimmt zu erforschen. Du weißt dadurch, was dir gefällt, kannst es deinem Partner mitteilen und dadurch eine rundum erfüllte Sexualität erleben. Also eine Win-win-Situation! Erinnern wir uns außerdem daran, dass erst die praktizierte Selbstliebe zu einer erfüllten Partnersexualität führen kann.

3

Warum wir »es« unbedingt tun sollten

»Ich habe keine Lust mich nicht zu hassen
Hab keine Lust mich anzufassen
Ich hätte Lust zu onanieren
Hab keine Lust es zu probieren«

Rammstein

Würde man die weibliche Selbstbefriedigung als ein Produkt anpreisen, könnte sie ohne schlechtes Gewissen mit folgendem Werbeslogan daherkommen: »Masturbation macht schön, schlau, gesund und sexy.« Wenn dazu noch klargemacht würde, dass sie Spaß macht und dabei völlig kostenfrei und ungefährlich ist, müssten wir doch eigentlich von einem Riesenansturm ausgehen, oder? Sind es nicht genau jene Attribute, die bei Frauen besonders hoch im Kurs stehen? Schön, gesund und sexy für lau, ich meine: Hallo, geht's noch?!

Eigentlich dürfte bereits diese simple Information ausreichen, dass wir Frauen all unsere schmutzigen Vorurteile über Bord werfen, um uns gepflegt und auf der Stelle selbst zu befriedigen. Aber gut, ich verstehe schon: So schnell geht es eben nicht, schließlich haben wir uns die Scham- und Schuldgefühle über lange Zeit antrainiert. Wir könnten sie ebenso betrachten wie die manchmal hartnäckigen Kilos um die Hüfte, die einfach nicht verschwinden wollen, oder ungute Gewohnheiten, die wir ändern möchten. Auch hier braucht es Geduld, Ermutigung und natürlich Praxis, um ihrer Herr zu werden. Dann lasst uns also die Ärmel hochkrempeln und loslegen! Ihr bekommt zunächst einmal eine Reihe weiterer Argumente sowie hieb- und stichfeste Beweise, warum frau unbedingt masturbieren sollte.

Nach Dr. Ruth Westheimer, der bekanntesten Sextherapeutin der Welt, ist die Kenntnis der eigenen Bedürfnisse die Grundvoraussetzung für ein erfülltes Liebesleben.[35] Mittlerweile bestätigen dies auch die Forschungen vieler Sexualwissenschaftler. Mithilfe der Masturbation lernt unser Körper seine Sexualität kennen und erfährt, wie er mit ihr zurechtkommen kann. Die beste Möglichkeit, eure Bedürfnisse kennenzulernen, ist also die Auseinandersetzung mit euch und euerm Körper. Hierbei lernt ihr, was sich gut anfühlt und wie beziehungsweise wo ihr Lust erlebt.

Darüber hinaus dient die Selbstbefriedigung auch einer Entladung von Spannungen und stimmt uns friedlich. Stichwort: Orgasmus. Möglicherweise würden sich jene Spannungen sonst ein anderes Ventil suchen. Insgesamt stärkt die Masturbation das ganz eigene Verhältnis zum Körper und kann daher schon bei jungen Mädchen für ein besseres Körpergefühl sorgen. Nach dem Motto »Bevor eine andere Person meine intimsten Körperregionen erkundet, möchte ich mich erst mal selbst kennen« zeigt die Selbstbefriedigung uns, wie unser Körper auf Stimulation reagiert.

Ihr könnt besser ausdrücken, was euch wirklich gefällt, und euer Partner wird es euch danken. Von Männern weiß ich, dass sie selbst den Sex viel intensiver erleben, wenn ihre Frauen sich selbst und den Sex auch genießen. Noch dazu kommt, dass ihr ganz persönlich auch von einem gesteigerten Selbstbewusstsein profitiert. Ein typischer Fall eines Engelskreises, also des Gegenteils von einem Teufelskreis. Eine Situation begünstigt die andere, angefangen bei der Masturbation.

Ja, es könnte so einfach sein! Ist es aber oft nicht und deshalb halten wir noch mal fest: Masturbation verhilft uns zu einer besseren Kommunikation mit dem Partner, zu mehr Orgasmen, zu besserem Sex, mehr Entspannung und hat dazu noch eine ganze Batterie an anderen, vor allem gesundheitlichen Vorteilen, auf die ich im Weiteren noch detaillierter eingehen werde.

Mehr Orgasmen

Insbesondere den Frauen, die immer wieder betonen, dass sie einfach nicht kommen können, möchte ich die Masturbation empfehlen. Je häufiger und inbrünstiger wir uns und anderen sagen, dass ein Orgasmus für uns unmöglich sei, desto mehr überzeugen wir uns selbst davon. Wenn wir allerdings positive Erfahrungen mit unserem Körper und unserer Erregung machen, dann können wir irgendwann auch das genaue Gegenteil glauben. Vielleicht mag das für euch zurzeit noch undenkbar sein. Aber keine Sorge, in den folgenden Kapiteln werdet ihr nicht nur das Wissen, sondern auch das Handwerkszeug bekommen, damit es auch bei euch funktioniert.

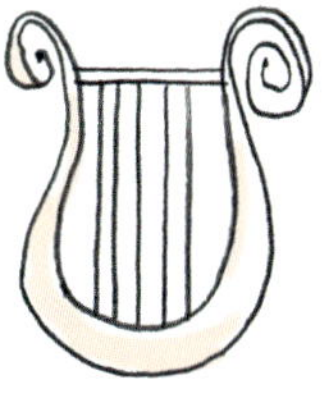

Ann-Marlene Henning erklärt die Masturbation sehr anschaulich am Beispiel des Erlernens eines Instrumentes. Ihrer Ansicht nach können wir alle unsere Lustwege beeinflussen und trainieren. So wie wir Schritt für Schritt lernen, Harfe oder Klavier zu spielen, verhält es sich auch mit der Selbstbefriedigung. Am Anfang können wir nur mühsam ein paar simple Melodien klimpern, doch mit der Zeit erlernen wir auch schwierigere Stücke und können plötzlich alle zehn Finger einsetzen. Sprich: Allmählich sind wir in der Lage, immer besser zu spielen und die ganze Klaviatur zu nutzen.

Übertragen auf die Masturbation bedeutet das: Bevor wir unser gesamtes sexuelles Potenzial entfaltet haben, gibt es viel zu entdecken. Es lohnt sich also herauszufinden, wie der eigene Körper tickt, um möglichst stimmige Melodien, also Erlebnisse, zu erzeugen.

Übrigens: Nahezu alle Frauen, die regelmäßig masturbieren, kommen zum Orgasmus. Auch Frauen, die beim Sex mit ihrem Partner nie einen Höhepunkt erleben, erreichen nahezu immer einen, wenn sie sich selbst befriedigen – und zwar schnell und mühelos.[36] Kinsey liefert die Zahlen dazu: In seinen Studien fand er heraus, dass 95 Prozent aller Frauen, die regelmäßig masturbieren, dabei einen Orgasmus erreichen.[37] Falls ihr noch nie einen Orgasmus erlebt habt, sollte euch diese Zahl nicht ent-, sondern vielmehr ermutigen, selbst Hand anzulegen. Eine Statistik von Masters und Johnson belegt schließlich, dass die durch die Masturbation erzielten Orgasmen verlässlicher, schneller und stärker sind als die durch Stimulation vonseiten eines Partners erlangten.[38]

Schauen wir uns das doch einmal genauer an. Sämtliche Frauenmagazine und -ratgeber sind voll von Tipps und Tricks, wie man noch mehr Spaß und Orgasmen beim Sex bekommt. Am besten in nur fünf bis zehn Schritten zusammengefasst, denn wir haben ja keine Zeit, uns wirklich mit dem Thema zu beschäftigen. Würden wir das aber tun, würden wir bemerken, dass nicht etwa eine bestimmte Sexstellung oder ein Aphrodisiakum plötzlich Abhilfe schafft. Nein, wir würden uns in diesem Fall mehr mit uns selbst und unseren eigenen Bedürfnissen auseinandersetzen. Gut so, denn das hätte tatsächlich Aussicht auf Erfolg und wir würden wahrscheinlich die Selbstbefriedigung für uns entdecken.

Masturbation macht uns unabhängig

Falls ihr eine von diesen Frauen seid, die nie oder selten einen Orgasmus mit einem Partner erleben, könnte folgende Tatsache spannend für euch sein: Fast alle Sexualforscher und -therapeuten halten die Masturbation für einen wichtigen Schritt auf dem Weg zum Orgasmus beim Geschlechtsverkehr.[39] Beatrice Poschenrieder beispielsweise beschreibt es so: »Im Prinzip ist es einfacher, es mit sich selbst auszuprobieren und zu erleben, als vor ›Publikum‹ zu explodieren. Und je mehr Sie sich antrainieren, auf alle möglichen Arten zu kommen, desto eher ist auch etwas dabei, was Ihr Partner gut anwenden kann.«[40] Im weiteren Verlauf dieses Buches werden wir unterschiedliche Wege zum Orgasmus kennenlernen und einüben.

Auch Lonnie Barbach, Psychologin und Sexualtherapeutin aus Kalifornien, ist sich sicher, dass die hohe Erfolgsquote bei durch Selbststimulation erfolgten Orgasmen darauf zurückzuführen ist, dass nur wir selbst daran beteiligt sind. Es gibt dabei niemanden, der uns ablenken könnte oder dem wir einen Gefallen tun müssten. Wir können uns völlig auf uns selbst konzentrieren und uns so viel Zeit lassen, wie wir möchten. Da wir unbeobachtet sind, fällt es uns wesentlich leichter, unsere Aufmerksamkeit auf verschiedene Arten von Berührung, Druck und Tempo zu lenken. Sobald uns eine Berührung nicht mehr gefällt, können wir gegensteuern und die Stimulation unseren Bedürfnissen entsprechend anpassen.[41]

Ja, das kann ich so unterschreiben, weil es bei mir genauso war. Auch ich empfand das Üben am eigenen Körper als die beste Vorbereitung für die spätere Praxis mit einem Partner. So konnte ich mich voll und ganz auf mich und meine Körpersensationen konzentrieren und schaffte es schließlich, auf unterschiedliche Arten einen Orgasmus zu erlangen. Das Üben half mir dabei, meine eigenen Bedürfnisse besser zu kennen und dadurch eher zu wissen, was mir gefällt. Später konnte ich das auch auf meine Beziehung übertragen und mit meinem Partner gemeinsam umsetzen. Die selbst angeeigneten Techniken halfen mir, beim Sex ebenfalls zum Orgasmus zu kommen. Insofern habe ich sogar doppelt gewonnen: mehr Höhepunkte mit mir und mit meinem Partner.

Denken wir noch mal an die Metapher des Instrumentes: Je nachdem, welche Stücke wir gelernt haben, was wir unserem Körper also beigebracht haben, so sind wir programmiert. Eine früher erlernte Technik hat demnach erheblichen Einfluss auf unsere heutigen Fähigkeiten. Beispielsweise die Fähigkeit, zu kommen und Genuss beim Sex zu empfinden. Um diesen Mechanismus genauer zu verstehen, sollten wir uns den Ablauf einer Reiz-Reaktion einmal genauer anschauen.

Wir legen die Grundpfeiler für die Lust

Eine Berührung, also ein Reiz, wird als Signal über Nervenbahnen ans Gehirn weitergeleitet. Dort erfolgt dann die Reaktion als ein

Gefühl, das positiv oder negativ ausfallen kann. Bei der Selbstbefriedigung gehen wir jetzt mal davon aus, dass eine positive Reaktion erfolgt und deshalb der Reiz immer und immer wieder genauso ausgeübt wird. Übertragen bedeutet das: Eine Nervenbahn in unserem Körper wird regelrecht ausgelutscht. Hier habe ich wieder ein Bild für euch: Diese Bahn ist wie ein Pfad in der Natur, der immer breiter ausgetrampelt wird, je häufiger er betreten wird, und sich schließlich als echter Wanderweg etabliert.

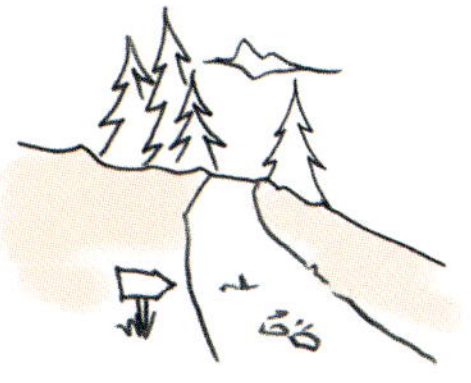

Da stehen wir dann mit unserem Stoffbären, der uns jahrelang gute Dienste geleistet hat, und wundern uns, dass wir beim Sex nicht der gleichen Stimulation ausgesetzt sind und folglich nicht kommen. Tja, offenbar wurde unser Gehirn so auf Anspannung plus Reibung programmiert, dass andere Reizungen zunächst keine großartigen Reaktionen auslösen. Andere Wege zum Orgasmus wurden nicht angelegt. Getreu dem Motto: »Och nö, dieser Wanderweg ist doch ganz wundervoll und ich komme schnell an mein Ziel.« Alles klar, aber die Wege fernab des Wanderweges, oder sollten wir sagen: der Autobahn, könnten ja auch ganz schön sein. Mehr noch: Sie zu betreten, kann das Potenzial, den Spaß und die Abwechslung drastisch erhöhen.

Ich bin dankbar, dass ich diese Lektion lernen durfte! Da ich die Technik des Anspannens plus Reibens variierte, brachte ich meinem Körper bei, auch auf andere Reize zu reagieren. Wir können uns auf diese Art flexibler und unabhängiger von einer bestimmten Stimulation machen. Unser sexuelles Potenzial hat schließlich immer die Möglichkeit, sich zu entfalten. Um es in der Orgasmussprache zu sagen: Je mehr unterschiedliche Techniken wir uns aneignen, zum Höhepunkt zu kommen, desto erfüllter kann unser Sexleben sein. Freut euch also schon mal auf Kapitel sieben!

Zum Glück hat es die Natur so eingerichtet, dass jeder von uns einen Orgasmus erlangen kann, denn er ist ein Reflex. Also erst mal durchatmen und Mundwinkel nach oben ziehen, auch wenn ihr bislang einzig, wenn auch fröhlich, auf eurem Wanderweg unterwegs wart. Sobald ihr alternative Wege betretet, werdet ihr merken: Auch die führen nach Rom und können eine Menge Freude bringen. Entgegen einer verbreiteten Ansicht werden wir also nicht masturbationssüchtig oder unfähig, auf andere Arten zum Orgasmus zu kommen. Ganz im Gegenteil: Je mehr Orgasmen wir mit irgendeiner Methode erlangen, Selbstbefriedigung eingeschlossen, desto stärker werden wir generell von sexuellen Reizen angesprochen.[42]

Falls es euch also schwerfällt, beim Sex einen Orgasmus zu erleben, kann ich euch die Masturbation nur wärmstens empfehlen. Die erfolgreiche Erfahrung, damit zum Orgasmus zu gelangen, verhilft euch nämlich zu einer positiven Erwartung, weitere Orgasmen allein und mit Partner zu erleben. Noch mal für alle: Mehr und bessere Orgasmen dank Masturbation? Warum sollten wir es nicht mal auf dieses Abenteuer ankommen lassen? Eine Klientin von mir beschreibt es so: »Ohne Selbstbefriedigung hätte ich definitiv mein Leben lang keinen Orgasmus gehabt. Welch eine herrliche Bereicherung!« Kapitel fünf wird euch helfen, wie auch ihr durch Masturbation zum Orgasmus gelangt. Kapitel sechs und sieben hingegen wird euer Repertoire an Techniken erweitern, sodass ihr das Erlernte entweder für euch genießen oder auf eure Partnerbeziehung übertragen könnt.

Besserer Sex

Mit einem Partner ergeben sich natürlicherweise noch ganz andere Möglichkeiten. Bleiben wir beim Bild des Instrumentes, können wir mit einem Partner auch vierhändig spielen.[43] Das halte ich für eine gelungene Darstellung der komplexen und herausfordernden Zusammenhänge in einer Beziehung. Neben einer facettenreicheren Partnersexualität, die wir durch die Masturbation erleben können, verhilft sie uns auch zu einer verbesserten Kommunikation. Irgendwie logisch, wenn wir uns vorstellen, dass wir durch die Selbstbefriedigung immer mehr verstehen, was uns gefällt und erregt. Damit hinterm Berg zu halten, nach dem Motto »Das behalte ich aber mal schön für mich!«, machen tatsächlich die wenigsten. Je mehr ihr herausfindet, wie ihr tickt und wo und wie ihr berührt werden wollt, desto selbstbewusster werdet ihr und desto mehr traut ihr euch, für eure Interessen und Wünsche einzustehen. Das kann für Beziehungen jedweder Art nur förderlich sein.

Die Selbstbefriedigung ist die Kommunikation mit uns selbst, die uns dazu befähigt, unsere Wünsche und Vorlieben auch beim partnerschaftlichen Sex umzusetzen. Wir begreifen dabei im wahrsten Sinne des Wortes mehr – dies ist, so paradox das klingt, ein körperlicher Vorgang. Bevor wir also mit unserem Verstand sagen könnten, was uns gefällt, muss es unser Körper erfahren haben.

Leider gibt es auch heute noch Gynäkologen und andere Interessenvertreter, aber auch Lebenspartner, die die Meinung vertreten, dass Masturbation eine echte Bedrohung für das partnerschaftliche Sexualleben darstellt. Oft stehen Ängste dahinter, wie die, »als Partner nicht mehr gebraucht zu werden«, oder auch Begründungen à la »Masturbation verringert das Verlangen nach sexuellem Kontakt mit dem Partner«. Eine Untersuchung Greenbergs zeigt allerdings keinen Zusammenhang zwischen der Häufigkeit der Masturbation und der des Geschlechtsverkehrs bei den befragten Frauen. Die meisten masturbierenden Frauen haben offenbar genügend sexuelle Energie für beides: sowohl für die Selbstbefriedigung als auch für den Sex mit dem Partner.[44]

Aus den bereits aufgeführten Punkten zu mehr und besseren Orgasmen dank Masturbation lässt sich außerdem ableiten, dass sogar der Sexualakt an sich davon profitiert. Erst wenn wir durch die Selbststimulation erkannt haben, wie wir reagieren, sind wir dazu in der Lage, die eigenen Körperbewegungen beim Sex so zu lenken, dass wir mehr Freude daran haben. Auch werden wir dadurch wie bereits gesagt eher in der Lage sein, unserem Partner mitzuteilen, wie wir stimuliert werden möchten, um höchstmöglichen Genuss zu erleben.

Wir müssten doch spätestens jetzt mit Demoschildern auf die Straße treten, auf denen so etwas steht wie »Masturbation for President!«. Nein, mal ehrlich: Natürlich müssen wir die Ängste eines Partners ernst nehmen, der sich von dem Gedanken bedroht fühlt, dass seine Frau masturbiert. Jemand, der der Meinung ist, seine Partnerin könnte ihn nicht mehr brauchen, wenn sie sich sexuell selbst zu befriedigen vermag, kann wenig mit den theoretischen Vorteilen anfangen. Da helfen nur die Zeit und die Praxis. Deshalb einmal mehr hier der Aufruf, es einfach zu tun und die positiven Erfahrungen für sich wirken zu lassen.

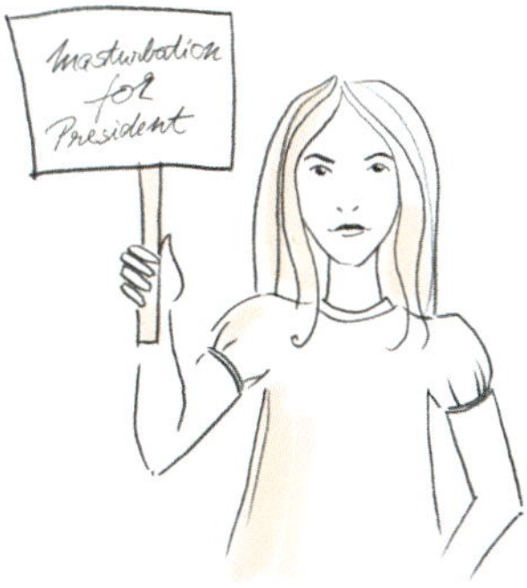

Verantwortung für sich selbst übernehmen

Ergibt doch auch total Sinn, oder nicht? Wir üben an uns und können das Erlernte auf unsere Partnerbeziehung übertragen. Dadurch übernehmen wir Verantwortung für unsere Gefühle und Bedürfnisse. Ganz ehrlich: Kein Partner vermag die Gedanken des anderen zu lesen. Ja, wir wünschen uns das und warten auch darauf. Aber doch meist vergeblich. Und auch andersherum: Wir vermögen nicht den Kopf unseres Partners zu durchleuchten. Übernehmen wir aber eine größere Verantwortung für uns selbst, ergibt sich daraus unweigerlich ein Gefühl der Selbstständigkeit. Dieses wiederum ermöglicht es uns, Sex zu haben, wann und wie wir es wollen.[45] Das sind doch mal schöne Aussichten, vor allem vor dem Hintergrund, dass so viele Frauen echte Schwierigkeiten damit haben.

Ich habe mit einigen Klientinnen gesprochen, die keine Lust auf Sex haben, die sich gegen Sex wehren, weil sie das Gefühl haben, dass er von ihnen verlangt wird. Meistens ergreift ihr Partner die Initiative zum Geschlechtsakt und sie empfinden daraufhin ein Druckgefühl, etwas tun zu müssen. Häufig erstarren diese Frauen regelrecht, sobald irgendwelche Annäherungsversuche vonseiten ihres Partners gestartet werden. Die Selbstständigkeit, die sich durch Masturbation ergibt, befreit diese Frauen von ihrem Eindruck, dass Sex etwas sei, was getan werden muss. Oft genug habe ich es erlebt, dass Klientinnen in Tränen ausgebrochen sind, weil sie erkannt haben, dass es ihnen freisteht, Nein zu sagen. Mehr noch: Sie haben an der Güte des Aktes eine Beteiligung von 50 Prozent.

Entspannung ist hier das Stichwort. Denn wenn der Druck wegfällt, ergibt sich automatisch eine entspanntere Situation und auch das Sich-fallen-Lassen wird wesentlich einfacher. Wenn eine Kultur des Darüber-Sprechens gepflegt wird, kann auch der Partner von einem gewissen Leistungsdruck entlastet werden. Ist doch klar: Indem er weiß, was uns gefällt, kann er es uns viel leichter geben. Dann können endlich manuelle, orale und andere Methoden eingesetzt werden, die wirklich funktionieren. Der Mann kann sich dadurch von dem Druck befreien, eine Erektion halten zu müssen und keinesfalls zu früh kommen zu dürfen. Also Druckabbau auf beiden Seiten.

Da wundert es nicht, dass die Häufigkeit der Sexualkontakte bei den meisten Paaren steigt, sobald beide Partner das Gefühl haben, es stehe ihnen frei, Sex abzulehnen, wenn sie keinen wünschen.[46] Zumal natürlich die Masturbation jedem Partner die Freiheit gibt, seinen sexuellen Bedürfnissen jederzeit nachzugehen. Schließlich ist die Libido von zwei Menschen unterschiedlich, je nach Naturell, Hormonhaushalt, beruflicher oder privater Situation. Diese wichtige Tatsache widerspricht völlig dem verbreiteten Mythos, dass Sex stets spontan passieren sollte.

Verbesserte Kommunikation

Der Gedanke impliziert nämlich, dass wir intuitiv und automatisch wissen können, was unserem Partner gefällt und was er in einem bestimmten Augenblick wünscht, während unser Partner wiederum unsere Wünsche telepathisch zu empfangen vermag. Hahaha! Schön wär's! Wobei, ich glaube noch nicht mal, dass es so toll wäre, denn das würde ja bedeuten, dass sich sämtliche Gespräche, sämtliche Kommunikationsformen, erübrigen würden. Nein, die Wahrheit ist folgende: Der vielleicht wichtigste Beitrag zu einer zufriedenstellenden sexuellen Beziehung ist die Fähigkeit, unserem Partner mitzuteilen, was wir uns wünschen.

Jetzt mal Butter bei die Fische! Was erwarten wir eigentlich? Eben haben wir noch festgestellt, dass wir Frauen alle so unterschiedlich sind, und im nächsten Atemzug stellen wir so hohe Erwartungen an unsere Partner. Nein, noch mal: Jede Frau tickt anders und unser Partner kann nur wissen, was wir wollen, wenn wir es ihm sagen. Insofern müssen wir unseren eigenen Stil zunächst entwickeln und unsere Sexualität individuell so definieren, dass sie zu uns passt.

Gefällt uns dann bei der Masturbation eine Methode oder Stellung besonders gut, können wir sie auch beim partnerschaftlichen Sex ausprobieren. Gibt es wiederum Spielarten, die uns deutlich missfallen, oder gar No-Gos, dann machen wir sie nicht, ohne Rücksicht darauf, was andere darüber sagen. Allein die Tatsache, dass uns etwas Bestimmtes gefällt oder nicht, ist für uns Grund genug, es zu tun oder zu lassen. Selbstverständlich können sich Vorlieben ändern, und das mitunter sehr schnell. Vielleicht habt ihr das ja auch bereits erlebt. An einem Tag sind gewisse Betätigungen für euch undenkbar, dann passiert irgendetwas und plötzlich könnt ihr euch ebendiese Dinge durchaus vorstellen. Insofern besteht natürlich immer die Möglichkeit, Veränderungen vorzunehmen und die Abläufe anzupassen. Alles in dieser Welt befindet sich in einem ständigen Wandel, so auch unsere Sexualität.

Auch das könnte euch bekannt vorkommen: Euer Partner bevorzugt eine gewisse Spielart, der ihr so gar nichts abgewinnen könnt. Nun gibt es mehrere Möglichkeiten: Es könnte sich ein glühender Streit über Richtig und Falsch entwickeln, der ins Leere führt, denn es gibt bezogen auf unterschiedliche Vorlieben weder Richtig noch Falsch. Es könnte auch ein Trennungsgrund sein, weil die Tatsache, dass ihr so unterschiedlich tickt, eine unüberwindbare Hürde darstellt. Auch ein möglicher Weg, aber vielleicht nicht der von euch bevorzugte. Drittens könnte einer von euch oder beide die jeweilige Vorliebe heimlich ausleben und das Ganze könnte irgendwann auffliegen oder auch nicht. Auch nicht unbedingt eine zufriedenstellende Variante.

Beide Seiten profitieren

Bleibt noch eine vierte Möglichkeit und die kennen wir alle. Es ist der Kompromiss, mit dem wir Kinder großziehen und der dort meist wunderbar funktioniert: Ralf darf nun fünf Minuten die Schaufel haben, danach gibt er sie an Susi weiter. So ähnlich könnte es auch in unserer Sexualität laufen. Wenn beispielsweise eine bestimmte Stellung nur für einen Partner genussreich ist, dann könnte das Paar ebendiese Stellung nur gelegentlich verwenden. Gleichzeitig könnten andere Stellungen, die beiden Partnern Genuss versprechen, umso häufiger zelebriert werden. Vorausgesetzt ihr kennt eure Vorlieben und Bedürfnisse und sprecht vor allem offen darüber. Auf diese Art und Weise bekommt ihr beide, was ihr wollt, und es entstehen weniger Konflikte beim Sex.[47]

Es wäre gelogen, wenn ich behaupten würde, dass Sex in allen Formen großartig ist und dass er stets funktionieren muss. Auch wenn ihr wunderbar über das ganze Thema sprechen könnt, ist das noch keine Garantie für eine andauernde Wonne dabei. Letztendlich hat jeder von uns seine ganz eigene Vorstellung davon, was Spaß, Genuss und Freude bedeutet. Indem wir uns aber der Individualität und der Veränderung aller Dinge gewahr sind, bleiben wir flexibel in unserem Denken und Handeln. Wir sollten uns stets bewusst sein, dass wir das Recht haben, uns auszusuchen, welche Sexformen uns Vergnügen bereiten. Während wir die Bedürfnisse und Vorlieben unserer Partner respektieren und uns gleichzeitig liebevoll unseren eigenen Wünschen und Neigungen widmen, sind wir in der Lage, unser authentisches Ich auch in der Sexualität zu erkennen und auszuleben.

Und noch viel mehr ...

Ich hatte ja bereits die Idee erwähnt, Masturbation als ein Produkt anzupreisen. Die Werbeslogans und Marketingkampagnen sind auch so gut wie abgeschlossen. Einziges Problem: Wer kauft ein Produkt, das kostenfrei und jederzeit verfügbar ist? Richtig: niemand! Aber warum schämen wir uns dann so sehr, wenn es darum geht, das Produkt zu benutzen? Aha, das Hintergrundwissen fehlt. Wir wissen zu wenig darüber, was das Produkt tatsächlich kann und wie wir es richtig einsetzen können. Kein Problem, damit ist jetzt Schluss! In Zukunft werden wir alle mit Stolz, rosigen Wangen und einem Lächeln im Gesicht verkünden: »Was, Masturbation? Ja klar, hatte ich heute schon zweimal!«

Was die wenigsten wissen: Solosex tut unserer Gesundheit gut. Im Folgenden bekommt ihr zehn gute gesundheitliche Gründe für die

Selbstbefriedigung. Pinnt euch diese Liste gern an den Kühlschrank, damit ihr sie jederzeit sehen könnt. Und damit ihr die Liste auch während eines Verwandten- oder Freundesbesuchs hängen lassen könnt, fügt einfach euren Lieblingsbegriff für »Masturbation« ein.

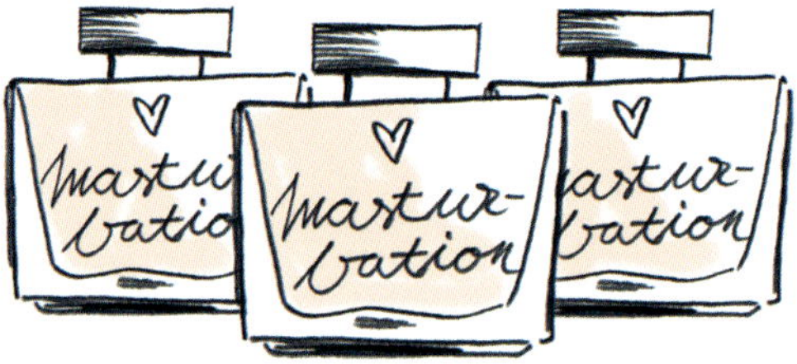

Zehn Gründe für ...

1. Es macht Spaß, ist vollkommen ungefährlich und dazu kostenlos.
2. Es verbrennt Kalorien, einfach weil es Bewegung plus Reibung ist.
3. Es macht schön, denn es regt den Kreislauf an, reduziert angespannte Gesichtszüge und verschafft uns einen frischen Teint.[48]
4. Es kann zu einem schnelleren und tieferen Schlaf führen, denn die einsetzende Entspannung macht müde und damit Schlaftabletten völlig überflüssig.[49]
5. All das fördert unsere Vitalität, unsere Denkfähigkeit und Kreativität[50] und macht somit schlau.
6. Es stärkt den Beckenboden,[51] was wiederum Blasenschwäche vorbeugen und zu einem leichteren Höhepunkt verhelfen kann.

7. Es ist gut für die Gesundheit unseres Unterleibs, denn es sorgt dafür, dass alles in Bewegung kommt und gut durchblutet bleibt.[52]
8. Es kann Unterleibsinfektionen reduzieren,[53] unter anderem durch die bessere Durchblutung.
9. Es vermindert Stressgefühle,[54] weil der Körper insbesondere nach einem Orgasmus zur Entspannung kommt.
10. Es macht gute Laune und vertreibt depressive Verstimmungen,[55] da Glückshormone freigesetzt und Verspannungen gelöst werden.

Diese Liste könnte von mir aus noch endlos fortgeführt werden. Doch nun will ich es auch mal gut sein lassen. Ich denke, das Prinzip ist klar geworden: Masturbieren ist gut, basta! Viel wichtiger wäre es ja nun zu erfahren, wie und wo es eigentlich richtig Spaß macht. Das nächste Kapitel gibt euch dazu das nötige anatomische Wissen. Denn was viele nicht wissen: Das weibliche »untenrum« ist so individuell wie ein Fingerabdruck, Vulva und Vagina meinen *nicht* das Gleiche und die Klitoris ist größer als gedacht.

4

Da »untenrum«

»Die Menschen vergessen,
dass das Gehirn die größte erogene Zone ist.«

Aus: »The Big Lebowski«

Wie wir bereits aus der Geschichte der Masturbation erfahren haben, werden die meisten Frauen erwachsen, ohne einen wirklichen Bezug zu ihrem Geschlecht zu haben. Die wenigsten wurden dazu ermutigt, sich anzuschauen, geschweige denn zu berühren. Das weibliche Geschlechtsorgan, so scheint es, ist von einem Geheimnis umgeben, nahezu unsichtbar und wird am liebsten verschwiegen.[56] Kein Wunder, dass wir nur wenige Begriffe dafür wirklich gern benutzen und der Einfachheit halber von »da untenrum« sprechen. Ich kann mich noch erinnern, dass ich das Wort »Scheide« immer schrecklich fand und regelmäßig rot anlief, wenn es fiel. Auch »Vagina« kam mir nur schwer über die Lippen. Danach war auch Schluss, denn andere Wörter kannte ich lange Zeit nicht. Na gut, das ist glatt gelogen. »Muschi«, »Möse« und »Fotze« waren theoretisch auch in meinem Repertoire vorhanden, aber halt! Diese Wörter sind doch »pfui«, die benutzt frau nicht.

Zudem sind viele Begriffe, die das weibliche Geschlecht beschreiben, von vornherein mit einem Tabu belegt. Die Schamlippen sind wohl das beste Beispiel dafür. Soso, wir verfügen also über Lippen, für die es sich zu schämen gilt, oder was? Zum Glück gibt es derzeit einige Trends, die in eine andere Richtung weisen. Charlotte Roche zeigt in ihrem Roman »Feuchtgebiete«, dass es auch anders geht. Sie etabliert beispielsweise das Wort »Vanillekipferl« anstatt »Schamlippen«, bei dem mir persönlich immer das Wasser im Munde zusammenläuft. Das ist doch eine wesentlich bessere Assoziation als das Schämen, Zusammenzucken und Sich-schuldig-Fühlen, findet ihr nicht?

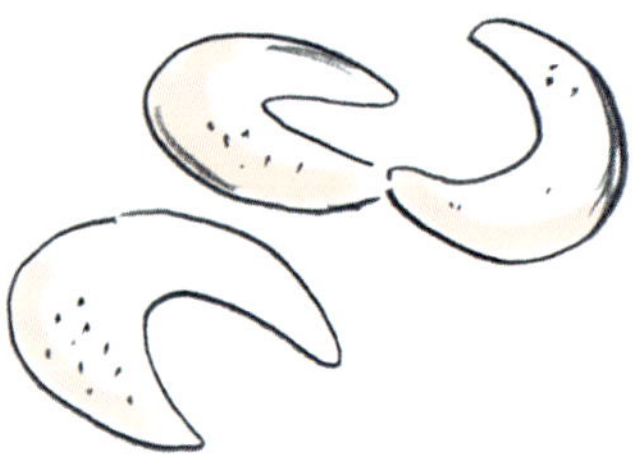

Auch Regena Thomashauer zeigt mit ihrem Buch »Pussy«, dass es anders geht. Darin legt sie dar, dass wir als Frau keine Möglichkeit haben, unsere Kraft zu finden und zu leben, solange wir keine Sprache dafür haben. In ihren Augen ist diese Abwesenheit der Kraft mit der Grund dafür, warum Frauen immer noch benachteiligt sind. Sie plädiert dafür, Gefühle, Sinnlichkeit und Lust in unser Leben einzuladen, um wieder in die Kraft zu kommen – und es beginnt mit dem Wort für das weibliche Geschlecht. Dazu prägt sie den Begriff der Pussy. Gerade weil er so oft missgünstig ausgelegt wurde, hat er das Potenzial, Frauen ihre Kraft wiederzugeben.[57]

Begrifflichkeiten

Nun, ich weiß ja nicht, mit welchen Ausdrücken ihr groß geworden seid und welche ihr heute am liebsten benutzt. Im Sinne von Charlotte und Regena möchte ich euch hier ebenfalls ein paar Anregungen und Variationen liefern. Ich habe mich einfach mal umgehört und siehe da: Es gibt offenbar doch noch weitere Ausdrücke für das ominöse »untenrum«, die oftmals umgangssprachlich, aber auch durchaus lieber als »Scheide« und »Vagina« benutzt werden. Wer weiß, vielleicht findet ihr dabei euer Lieblingswort. Eventuell müsst ihr hier und da schmunzeln oder ihr erweitert die Liste um eure Begriffe.

Muschi
Mumu
Möse
Vulva
Vulvina
Fotze
Lulu
Yoni
Ritze
Spalte
Schlitz
Loch
Schlucht
Kätzchen
Schnecke
Truthahn
Tiger

Garage
Tunnel
Liebeshöhle
Liebesgrotte
Liebesgarten
Lusthöhle
Lustgrotte
Lustgarten
Schmuckdose
Spardose
Puderdose
Schatulle
Büchse der Pandora
Muschel
Perle
Juwel
Feuchthöhle

Tropfsteinhöhle
Honigtopf
Lotosblüte
Knospe
Röschen
Steckdose
Muschmusch
Brötchen
Hamburger
Pflaume
Pfirsich

Ihr seht, wie mannigfaltig die Begriffe und ihre Sicht und Wertung des weiblichen Geschlechtes sind. Einige beschreiben es sehr technisch, andere tierisch, manche romantisch und wieder andere sehr verblümt. Kennt ihr das auch? Je nachdem, in welcher Verfassung ihr euch gerade befindet, bevorzugt ihr immer einen anderen Begriff. Zumindest ist es bei mir und den Frauen, die ich befragt habe, so. Manche könnten sich morgens nach dem Aufstehen niemals vorstellen, von ihrer Fotze zu sprechen. Abends beim Ausgehen, nach ein paar Drinks, sieht das schon ganz anders aus. Völlig normal, verständlich und gut so, wenn wir uns vor Augen halten, dass wir eben unterschiedlichen Gefühlen, Stimmungen und Hormonschwankungen ausgesetzt sind. Insofern ist es immer eine gute Idee, seinen eigenen, individuellen Vorlieben zu vertrauen und die Wörter zu benutzen, die einem im jeweiligen Moment angemessen erscheinen.

Trotzdem möchte ich euch in diesem Kapitel auch Hintergrundwissen und korrekte Fachtermini an die Hand geben. Sie helfen euch dabei, eine eigene Sprache der Lust zu erlernen, die Zusammenhänge in eurem Unterleib besser zu verstehen und eure erogenen Zonen leichter ausfindig zu machen. Es ist doch so: Je mehr wir unser eigenes Geschlecht kennen, desto sicherer werden wir in unserem Umgang damit. Je mehr Selbstsicherheit, desto mehr Normalität und Selbstbewusstsein. Erst als ich diese Selbstsicherheit und das Gefühl von Normalsein entwickelt hatte, konnte ich den Mut aufbringen zu sagen, was mir gefällt. Das bedeutete einen Riesensprung für die Qualität meiner Beziehungen.

Außerdem legt ein fundiertes Anatomiewissen auch die Grundpfeiler dafür, das eigene Geschlecht als schön zu empfinden. Ebenfalls ein Meilenstein, wenn es um Selbstakzeptanz und die eigene Ausstrahlung geht. Alles basiert also auf einer gescheiten Aufklärung – und die sollt ihr nun bekommen. Wusstet ihr zum Beispiel, dass Scheide und Vagina korrekterweise den inneren Teil der weiblichen Genitalien meinen? Der äußere Anteil wird hingegen als Vulva bezeichnet. Die Klitoris ist wie schon angedeutet mehr als nur der Knubbel, den wir von außen erkennen können. Sie ist in Wirklichkeit wesentlich größer. Na, habe ich euer Interesse geweckt? Dann lasst uns jetzt endlich im wahrsten Sinne des Wortes in die weibliche Anatomie einsteigen.

Wir sind sooo unterschiedlich und doch so gleich

Es ist mir ein besonderes Anliegen, euch zu versichern, dass ihr so, wie ihr seid, normal, wunderschön und gut seid. Ganz egal wie euer Geschlecht aussieht! Warum ist das so wichtig? Wie ich bereits ausgeführt habe, machen sich viele Frauen Gedanken über das Aussehen und die Funktionalität ihrer Vulva und Vagina. Manche schämen sich für das Aussehen ihres Geschlechtes und vermeiden den genaueren Blick dorthin. Aufgrund unserer Geschichte und unserer Medien ist das einerseits verständlich und andererseits äußerst schade. Natürlich wollen wir instinktiv immer dazugehören, wir wollen akzeptiert und geliebt werden. Doch die ständigen Gedanken, Sorgen und die Scham sind hinderlich und haben ihre Tücken. Sie sorgen nämlich dafür, dass wir unser sexuelles Potenzial nur mit angezogener Handbremse nutzen. Sie hemmen uns in unserer natürlichen Lust und Leidenschaftlichkeit. Sie führen zu einer destruktiven Sprach- und Machtlosigkeit.

Ich beantworte dann Anfragen wie: »Hilfe, ich habe unterschiedlich große Schamlippen, was soll ich jetzt tun?« oder: »Findet mich mein Partner mit meiner großen Klitoris abstoßend?« Letztlich ist es immer die Frage: »Bin ich normal?« Fakt ist: Wir sind alle normal, wir bestehen aus den gleichen Teilen, die nur in unterschiedlicher Weise zusammengesetzt sind – um noch mal Emily Nagoskis Aussage zu wiederholen. Insofern können wir all unsere Sorgen, Gedanken und Konflikte ad acta legen, denn sie sind absolut unnötig. Im Folgenden werde ich euch die Beweise dafür liefern.

Das eigentliche Problem ist doch, dass wir durch Medien und Pornos nur eine spezielle Auswahl aus dem gesamten Spektrum sehen. Übrigens gilt das nicht nur für die Geschlechtsorgane, sondern für den gesamten menschlichen Körper. Heute zum Glück nicht mehr ganz so stark wie noch vor ein paar Jahren, aber der Trend zur jungen, schlanken und perfekten Frau bleibt. Auf die weiblichen Genitalien übertragen bedeutet das: unbehaart, makellos, zurückhaltend, rosa und symmetrisch. Die meisten Vulven werden genau so dargestellt, während abweichende Merkmale retuschiert, entfernt, gebleicht oder geschminkt werden.[58] Das wird allerdings nicht verraten, sondern das Ergebnis wird als Realität verkauft.

KLEINER EXKURS: DESIGNER-VAGINA

Frauen, die dem heutigen vermeintlichen Ideal Glauben schenken, sind mit dem Aussehen ihrer Vulva schnell unzufrieden. Mittlerweile hat sich sogar ein spezieller Begriff etabliert: die Designer-Vagina, bei der die äußeren Schamlippen die inneren verdecken. Das Ganze soll sauber, klein und unschuldig aussehen, wie die Vagina eines Mädchens. Um diesem Schönheitsideal zu entsprechen, legen sich immer mehr Frauen unters Messer und geben viel Geld für eine Korrektur ihrer Schamlippen aus. Die Anbieter dieser Schönheitsoperationen versprechen durch den Eingriff ein höheres Selbstwertgefühl, mehr Lebensqualität und besseren Sex. Ein fatales Versprechen, wenn wir uns vor Augen halten, wie risikoreich ein solcher Eingriff sein kann. Es kann zu Narbenbildung kommen, Nervenbahnen können irreversibel beschädigt werden und die Orgasmusfähigkeit kann nachher oft sogar gemindert und eben nicht gesteigert sein. Insofern kann ich von einer OP allein aus kosmetischen Gründen nur abraten. Aus medizinischen Gründen lässt sie sich vertreten, denn einige Frauen leiden tatsächlich, wenn sie sehr lange innere Schamlippen besitzen. Die können Schmerzen beim Sex, Fahrradfahren oder Laufen verursachen. Alle anderen Operationen ließen sich vermeiden, wenn wir ein bisschen mehr Realismus walten ließen.

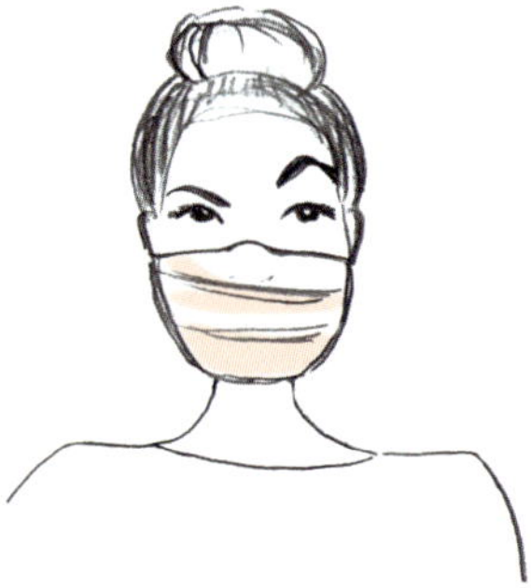

In Wirklichkeit haben Frauen so unterschiedliche Vulven wie individuelle Fingerabdrücke. Ihr wollt es schwarz auf weiß sehen? Kein Problem, am besten besucht ihr dazu eine online verfügbare Galerie an Vulven. Die Internetseite labialibrary.org.au beantwortet eure Frage »Bin ich normal?« mit einem eindeutigen »Ja!«. Wenn ihr euch diese Sammlung an Vulven angesehen habt, wird euch klar, wie viele der oben stehenden Begriffe entstanden sind. Manchmal sieht eine Vulva aus wie eine Blüte, mal wie eine Muschel oder eben ein Brötchen. Allesamt sind sie normal, schön und perfekt, genau so, wie sie sind.

Paradoxerweise wird in vielen anderen Belangen die Individualität eingefordert, nur nicht, wo es unser Aussehen und unsere Körperfunktionen betrifft. Da erwarten wir, dass wir möglichst identisch sind. Gleichheit wird schnell mit Normalität gleichgesetzt. Doch die heutige Zeit ist geprägt von Vielfalt. Zu keiner anderen Zeit war es möglich, seine Individualität so sehr auszuleben wie jetzt. Das scheint in manchen Köpfen mehr und in anderen weniger angekommen zu sein (leider sind Ausländerfeindlichkeit und Homophobie immer noch verbreitet). Auch die sexuelle Diversität ist enorm. Sexuelle Vorlieben und Fetische, aber auch Erregung und Verlangen sind eben nicht gleich, sondern sehr unterschiedlich.

Wenn es ein wirklich allgemeingültiges Merkmal der menschlichen Sexualität gibt, dann wäre es wohl »Vielfalt«.

Das Bewusstsein dafür wird immer größer und gleichzeitig existieren Ideale von Schönheit, Lebensform und Sexualität nach wie vor. Sich davon freizumachen, kann nur gelingen, wenn wir vorhandene Ideale hinterfragen und unsere eigenen Maßstäbe definieren. Um unser eigenes Bild zusammenzusetzen, müssen wir uns allerdings gut kennen und wissen, aus welchen Anteilen wir bestehen. Das Auseinandersetzen mit den eigenen Genitalien ist deshalb ein wichtiger Baustein auf dem Weg in eine bewusste und erfüllte Sexualität. Wir lernen dadurch, unseren Körper so zu sehen, wie er ist, und nicht auf jene Art, die die Gesellschaft vorschreibt. Dadurch wird es wesentlich leichter, unsere Genitalien und den Rest unserer Sexualität zu lieben, genau so, wie sie sind.

Doch das theoretische Wissen »Meine Genitalien sind schön und normal« reicht nicht aus, um etwas zu verändern. Oder um es deutlicher zu sagen: »Zu wissen, wo die Klitoris sich befindet, ist wichtig, aber zu wissen, wo *Ihre eigene* Klitoris sich befindet ... das gibt Ihnen Macht.«[59] Fangen wir also an. Zunächst einmal möchte ich euch das Bild der gleichen Anteile, die auf unterschiedliche Weisen zusammengesetzt sind, genauer erläutern. Danach wird es praktischer und ihr dürft und sollt selbst aktiv werden. In einer einfachen Übung werdet ihr eure Genitalien genauer unter die Lupe nehmen.

Homologie

Um die Theorie zu begreifen, müssen wir in die Vergangenheit reisen, genauer gesagt zu unserem Ursprung, als eine Eizelle unserer

Mutter von einer Samenzelle unseres Vaters befruchtet wurde. Lehnen wir uns hier an die sehr einprägsame Beschreibung von Emily Nagoski an und stellen wir uns vor, vielleicht ist es ja sogar der Fall gewesen, dass gleichzeitig ein zweites Ei befruchtet wurde. Dieses ist genetisch männlich mit XY-Chromosomen, während unser Ei genetisch weiblich ist, mit XX-Chromosomen. Wir sind zweieiige Zwillinge und werden die gleichen Körperteile ausbilden. Doch sie werden auf unterschiedliche Weise zusammengesetzt, sodass wir verschiedene Körper und Aussehen bekommen. Unsere Gesichter werden Augen, Nase und Mund an ungefähr den gleichen Stellen besitzen und doch werden uns Außenstehende als unterschiedlich wahrnehmen.

Auch unsere Genitalien werden aus den gleichen Basiselementen geformt und ähnlich angeordnet. Doch sie bilden sich bereits im Mutterleib so aus, dass unsere Eltern uns als weiblich oder männlich erkennen können. Das Ganze passiert relativ früh in unserer Entwicklung, nämlich nach sechs Wochen, nachdem sich die befruchteten Eier in der Gebärmutter eingenistet haben. Bis dahin sind unsere Genitalien absolut gleich entwickelt. Erst durch die Freisetzung von maskulinisierenden Hormonen entwickelt sich unser »Zwillingsbruder« in die männliche Form mit Penis, Hoden und Hodensack. Wir, als weiblicher »Zellhaufen«, reagieren nicht auf die Hormonflut und entwickeln stattdessen die weibliche Ausprägung mit Klitoris, Eierstöcken und Schamlippen.[60]

Jetzt wird es erst richtig spannend, denn unsere äußeren Genitalien finden sich auch bei unserem Zwillingsbruder, nur in einer anderen Funktion. Man spricht von Homologie. So haben unsere Genitalien beide ein hochsensibles, vorn abgerundetes Organ mit einem Gefäßgeflecht, das sich bei sexueller Erregung mit Blut füllt. Bei Frauen ist es die Klitoris, bei Männern der Penis. Außerdem besitzen wir jeweils ein weiches und dehnbares Organ, auf dem nach der Pubertät Haare wachsen. Das sind bei Frauen die äußeren Schamlippen und bei Männern ist es der Hodensack. Falls ihr euch einen Hodensack schon mal genauer angesehen habt, ist euch vielleicht eine feine Naht aufgefallen. Das ist genau die Stelle, an der sich damals unsere Schamlippen entwickelt haben.

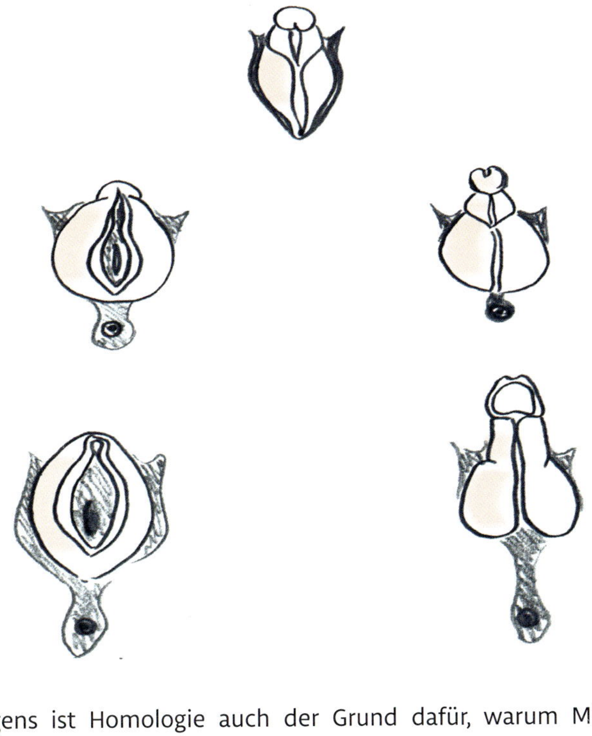

Übrigens ist Homologie auch der Grund dafür, warum Männer ebenfalls Brustwarzen entwickeln. Während die weiblichen Brustwarzen einen biologischen Sinn, nämlich die Ernährung der Nachkommen, erfüllen, haben die der Männer keine solche Aufgabe. Im

Sinne eines möglichst geringen Energieaufwands sind sie einfach dortgeblieben. Schließlich ist die Evolution langsam und agiert so ökonomisch wie möglich. Auch das Jungfernhäutchen (Hymen) ist, wie männliche Brustwarzen, ein solches »Nebenprodukt« der Evolution. Ein Stück vom Körper ohne biologische Funktion, das in der menschlichen Kultur einen großen Stellenwert einnahm und leider teilweise immer noch einnimmt. Sein Homologon ist der Samenhügel, eine Falte in der Wand der männlichen Harnröhre.

DER MYTHOS DES JUNGFERNHÄUTCHENS

Aufgrund der großen Vielfalt von Ausprägungen werden einige Frauen ohne, andere mit durchlöchertem und manche wenige auch mit vollständig geschlossenem Hymen geboren. Auch die Beschaffenheit dieses dünnen Häutchens am unteren Rand des Vaginaeingangs zeigt, dass es große Unterschiede gibt: Manche sind strapazierfähig, andere eher empfindlich. Diese Tatsachen allein zeigen, welch ein Unfug in der Geschichte betrieben wurde. Es wurde als Barriere der Vaginaöffnung und damit wie ein Frischesiegel gesehen.[61] Ein unversehrtes Jungfernhäutchen als Kennzeichen für Jungfräulichkeit anzuerkennen, kann aber nur einer Gesellschaft einfallen, die von der Unterdrückung und Kontrolle der Frauen profitiert. In meinen Augen ist es eine echte Tragödie, dass sich Frauen immer noch ihr Hymen operativ »wiederherstellen« lassen und dafür geschlagen oder gar getötet werden, wenn sie es nicht mehr besitzen. Ein Hoch wiederum auf Schweden, das im Jahre 2009 als erstes Land den Begriff »Jungfernhäutchen« kurzerhand abschaffte.[62]

Spätestens jetzt sollte also klar sein, dass alle menschlichen Genitalien aus den gleichen Teilen geschaffen und nur anders zusammengesetzt sind. Das ist deshalb so wichtig, weil es einfach belegt, dass eure Genitalien in ihrer individuellen Ausprägung normal und schön sind, ganz egal wie sie aussehen. Solange ihr also keine Schmerzen habt (dann unbedingt einen Arzt aufsuchen!), sind eure Genitalien perfekt so, wie sie sind.

Neben der Anatomie besteht aber auch unsere Physiologie aus den gleichen Komponenten, die nur unterschiedlich zusammengesetzt sind. Damit meine ich Vorgänge des Körpers wie die männliche Erektionshärte oder die weibliche Feuchtigkeit. Ähnlich wie das Hymen wurden auch sie von der Gesellschaft mythisiert. Sie werden als ultimative Indikatoren für Erregung gesehen und das ist einfach falsch. Fakt ist: Die Härte des Penis, die Menge oder das Fehlen von Sekreten gibt keine Auskunft darüber, wie erregt eine Person ist. Außerdem können auch Männer feucht werden, genauso wie Frauen hart. Es ist eben einfach bei jedem anders. Manche Genitalien werden eher selten, andere sehr schnell feucht, genauso wie einige Frauen nie und andere immer squirten.

Noch mal: Unsere Genitalien, genauso wie unsere übrigen Körper, sind so, wie sie sind, normal und schön. Wir bestehen alle aus den gleichen Teilen, die Natur hat sie nur auf individuelle Arten und Weisen zusammengebaut. Dieser Gedanke kann uns als Frauen bestärken und den Defizitgedanken, von denen einzig und allein eine Industrie profitiert, den Garaus machen.

Um das Gelernte direkt anzuwenden und zu vertiefen, folgt nun der praktische Teil. Denkt an den Leitsatz »Learning by Doing«. Wir lernen am besten, wenn wir unseren Körper einsetzen, wenn wir aktiv sind. Dabei können neuronale Verknüpfungen unseres Gehirns effektiver und vor allem langfristiger gebildet werden. Außerdem kann es großen Spaß machen, wie ein Kind an die Übungen heranzugehen: neugierig und mit einem offenen Geist. Hier also, wie versprochen, eine einfache Übung, mit der ihr den ersten Schritt zur Veränderung geht. Ihr braucht einen Hand- oder Kosmetikspiegel oder die Kamera des Smartphones, Stift und Papier.

Übung 1

Nimm dir den Spiegel und setz dich bequem aufs Bett oder einen Stuhl. Spreize deine Beine und positioniere den Handspiegel so, dass du deine Vulva gut erkennen kannst. Schau erst mal einfach nur hin und lass das Spiegelbild auf dich wirken. Dann registriere alles, was dir gut gefällt, und schreib es auf. Auch wenn dein inneres System rebelliert und stattdessen Dinge findet, die ihm nicht gefallen. Lass diese negativen Gedanken kommen und wieder gehen und konzentriere dich stattdessen auf die anerkennenden Stimmen.

Wiederhole diese Übung mindestens einmal pro Woche für die nächsten sechs Wochen. Du wirst merken, dass dir die Dinge, die du magst, mit der Zeit viel eher auffallen werden. Das störende Hintergrundgenörgel wird hingegen immer leiser werden. Wichtig ist, dass du die Dinge wirklich niederschreibst, damit sie im wahrsten Sinne des Wortes manifestiert sind und somit sichtbar und real werden. Alles, was sich nur theoretisch in deinen Gedanken abspielt, ist hingegen abstrakt und daher nicht greifbar.

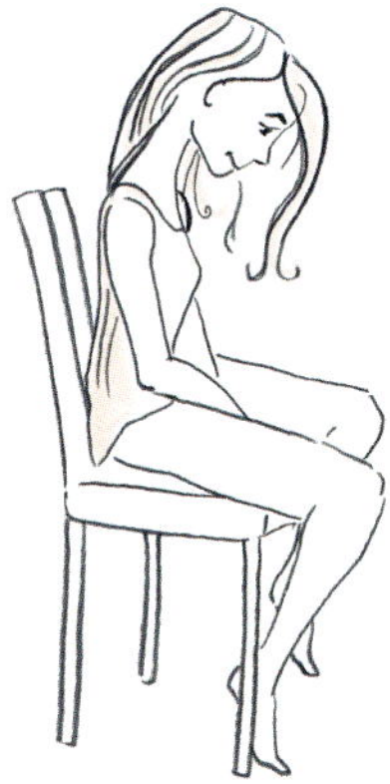

Vulva, Vagina und Co.

Wie wir nun wissen, ist nicht etwa die Vagina, sondern vielmehr die Klitoris das Äquivalent zum männlichen Penis. Das erklärt auch, warum die Stimulation der Vagina nicht den gleichen Effekt auslöst wie die des Penis. Trotzdem wird dieser Glaube immer noch breit vertreten: Es wird erwartet, dass die vaginale Penetration früher oder später in einen Orgasmus mündet. Übertragen wäre es das, als würden wir von Männern erwarten, Orgasmen durch Stimulation von Prostata oder Perineum zu haben.[63] Rein biologisch können Männer dadurch zwar einen Höhepunkt erleben, aber einfacher geht es eben über den Penis. Der einzige Unterschied in dieser Geschichte ist, dass Männer dafür nicht verurteilt werden.

Wir werden gleich erfahren, dass Klitoris und Vagina gar nicht so weit auseinanderliegen, wie viele vermuten. Außerdem werden wir Stimulationsarten der Vagina kennenlernen, die von dem üblichen Rein-Raus abweichen und hohen Genuss versprechen. Frei nach dem Motto »Ein bisschen Anatomie schadet nie« widmen wir uns also zunächst der Vulva, den äußeren weiblichen Geschlechtsmerkmalen. Damit das Ganze nicht zu trocken (haha!) wird oder gar an Schule erinnert, hier ein Vorschlag: Stellt euch vor, wir unternehmen gemeinsam eine Reise in unser »untenrum«. Also Helme auf und los geht's!

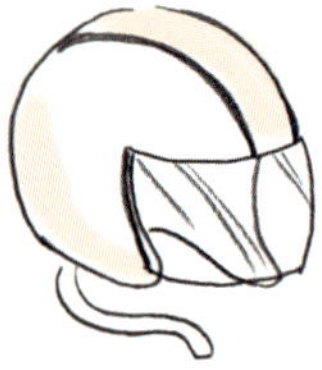

Die Vulva

Starten wir unseren Rundgang bei dem typischen Dreieck, das wir nackt vor dem Spiegel erkennen können. Das ist unser Venushügel, also der Bereich über dem Schambein, auf dem Haare wachsen. Wir gehen weiter südlich und erreichen die äußeren Schamlippen. Sie sind bei einigen Frauen mehr und bei anderen weniger behaart, genauso wie einige eher dick und prall sind und andere ziemlich flach am Körper anliegen. Wie die inneren, so können auch die äußeren Schamlippen in ihrer Farbe variieren. Sie haben entweder die gleiche Farbe wie die umliegende Haut oder sie sind dunkler oder heller. Die inneren Schamlippen sind eingebettet in die äußeren und bieten sogar noch mehr Farbvielfalt. Ihre Palette reicht von pink bis hellbräunlich und auch ihre Größe ist sehr unterschiedlich. Während einige Exemplare über die äußeren Schamlippen ragen, gibt es andere, die kaum erkennbar sind.

Kommen wir zum Jungfernhäutchen, das auch zu den äußeren Geschlechtsorganen gehört und das wir bereits kennenlernen durften. Als dünne Hautfalte kann es den Vaginaeingang entweder umrahmen oder es kann ihn teilweise oder ganz überdecken. Wie wir nun

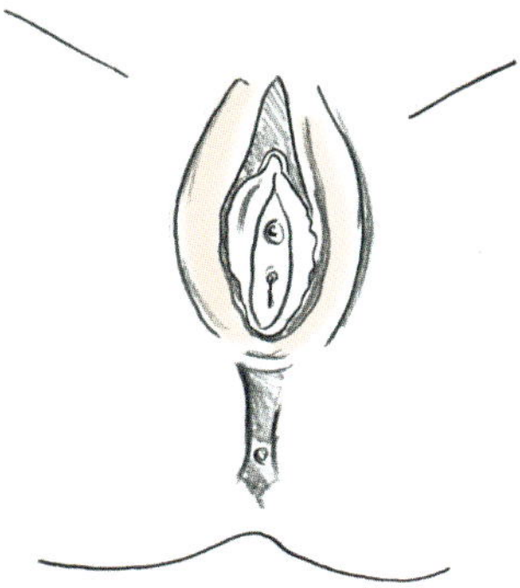

wissen, ist die Beschaffenheit des Hymens so unterschiedlich, dass einige Frauen Schmerzen beim ersten Sex hatten und andere wiederum kaum etwas spürten.

Wir ändern den Kurs nun weiter nach Norden und stolpern so mehr oder weniger über die Harnröhrenöffnung. Stolpern deshalb, weil sie ein kleines Loch darstellt, das leicht übersehen werden kann. Sie führt direkt zur Blase und durch die Öffnung wird der Urin ausgeschieden. Einige Frauen empfinden die dortige Stimulation als sehr angenehm und sexuell erregend. Immer häufiger hört man jetzt von dieser erogenen Zone rund um die Harnröhrenöffnung, dem sogenannten U-Punkt (von »Urethra« = Harnröhre), die sehr sensibel ist. Reisen wir noch ein Stück weiter nach oben, finden wir an der Stelle, wo die inneren Schamlippen aufeinandertreffen, einen Knubbel: die Klitoriseichel. In der Größe kann sie variieren von einer kleinen Erbse bis hin zu einer Babykarotte. Alles normal und schön! Sie wird meist von einer dünnen Kapuze bedeckt, der Klitorisvorhaut.

Wir erinnern uns noch mal an den Satz von Emily Nagoski: »Zu wissen, wo die Klitoris sich befindet, ist wichtig, aber zu wissen, wo Ihre eigene Klitoris sich befindet … das gibt Ihnen Macht.« In diesem Sinne werfen wir also einen Blick darauf und schauen uns den Knubbel genauer an. Ich habe versprochen, dass es praktischer wird. Legt also das Buch beiseite und nehmt euch wieder den Spiegel oder die Handykamera zur Hand.

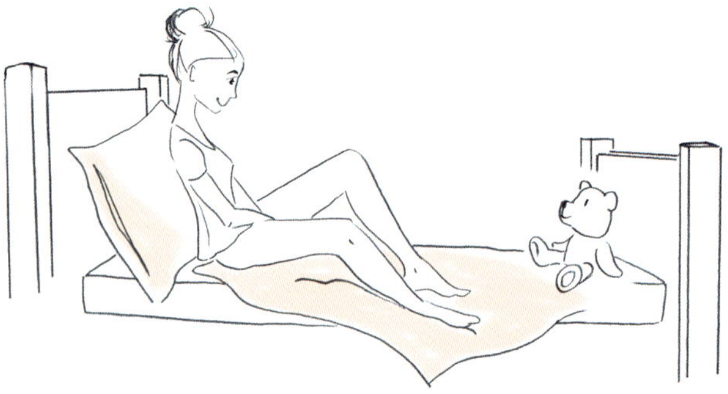

Übung 2

Mach es dir zunächst auf deinem Bett oder Stuhl bequem. Spreize die Beine und drücke dann zum Beispiel mithilfe deines Zeige- und Mittelfingers die äußeren und inneren Schamlippen auseinander. Nun hast du einen freien Blick auf deine gesamte Vulva. Du müsstest dabei deine Klitoriseichel oberhalb der Lippen am Venushügel in einem gewissen Abstand zur Vaginalöffnung entdecken. Vielleicht ist sie auch ganz oder teilweise von der Klitorisvorhaut bedeckt. Dann schiebe auch diese vorsichtig nach oben und schau dir deine Klitorisperle genau an.

Die Klitoriseichel oder auch C-Punkt (von »Clitoris«) genannt, ist äußerst empfindsam. Sie ist, trotz dass sie wesentlich kleiner als der Penis ist, mit über der doppelten Anzahl an Nervenenden ausgestattet. Ihre einzige Aufgabe ist es zu empfinden, sonst nichts. Ist das nicht schön? Der Penis hingegen muss einige Funktionen erfüllen: Empfinden, Penetrieren, Ejakulieren und Urinieren.[64] Unsere Klitoris hingegen ist einfach nur da und kann uns unglaubliche Körpersensationen bescheren.

Doch die Klitoriseichel ist nur die Spitze des Eisbergs. Wenn wir unseren Rundgang unter der Haut fortsetzen, werden wir feststellen, dass sich der größte Teil der Klitoris dort befindet. Als Homologon zum Penis ist die gesamte Klitoris mit bis zu zehn Zentimetern ähnlich groß wie er. Im Grunde besteht die gesamte Klitoris aus drei Anteilen: Krone (Klitorisspitze), Korpus (Körper) und Schenkel (Beine). Korpus und Schenkel sind zwar nicht sichtbar, aber können mit den Fingern erstastet werden. Sie liegen direkt unter den Schamlippen und umgeben außerdem die Harnröhre und Vagina. Die Klitoris besteht wie der Penis aus erektilem Gewebe, das sich bei Erregung mit Blut füllt und anschwillt. Die Klitoris kann dadurch das Doppelte ihrer Ausgangsgröße erreichen und sich aufrichten. Dadurch schwellen auch Schamlippen und vaginale Wände mit an und sind stärker durchblutet. Die Klitoriseichel wölbt sich weiter nach außen und kommt unter ihrer Kapuze hervor.

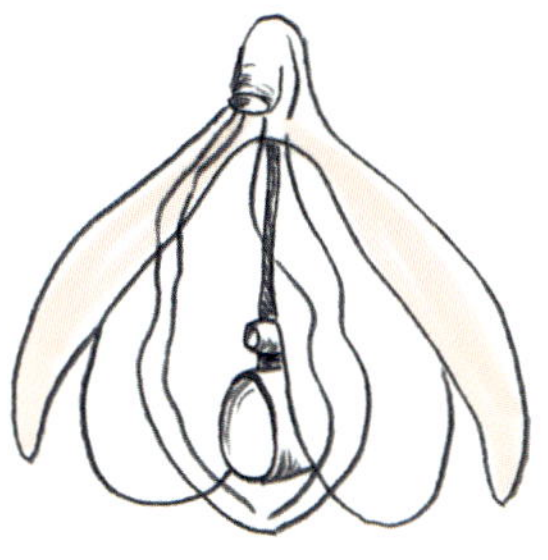

Widmen wir uns weiter den inneren Organen »untenrum«: nach der Klitoris nun der Vagina, der Harnröhre, der weiblichen Prostata, weiterem erektilen Gewebe und den Beckenbodenmuskeln.

Die Vagina

Die Vagina ist vereinfacht gesagt ein muskulöser Schlauch, wissenschaftlicher ausgedrückt ist es der vaginale Kanal, der zur Gebärmutter führt. Ihr könnt sie euch auch wie einen länglichen, nicht aufgeblasenen Luftballon vorstellen.[65] Dieser Ballon ist flexibel und ziemlich dehnbar, schließlich ist er bei Geburten der Gang, den das Baby passieren muss. Ein weiterer Clou: Bei Erregung macht die Gebärmutter nach hinten Platz, sodass sich die Vagina wie ein Zelt weiter ausdehnen kann.

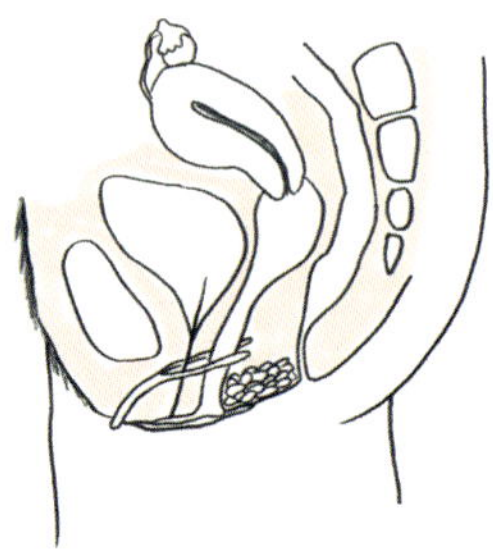

Aber starten wir noch mal unten am Vaginaeingang und arbeiten uns dann nach oben vor. Ein paar Zentimeter hinter dem Eingang in Richtung Bauchdecke finden sich die weiblichen Prostatadrüsen. Sie sorgen hier für eine leicht riffelige Oberfläche, während die Wände der Vagina ansonsten glatt sind. Dieses Gebiet ist auch als G-Punkt (von »Gräfenberg« = Arzt und Entdecker des Punktes) bekannt. Nach wie vor streiten sich die Geister, ob es den Punkt tatsächlich gibt. Fest steht, dass ein echter Punkt nicht zu lokalisieren ist und es sich vielmehr um eine Zone handelt. Fest steht auch, dass viele Frauen die Stimulierung dieser Zone als sehr erregend empfinden und darüber Orgasmen erleben können. Außerdem schwillt der Bereich bei Erregung an und wird härter, was die Vermutung nahelegt, dass er irgendwie von Bedeutung sein könnte. Da es eben mehr als nur ein Punkt, sondern vielmehr ein Gebiet an empfindsamem Gewebe ist, geht man heute davon aus, dass es sich dabei um die weibliche Prostata handelt.[66] Jawohl, auch wir Frauen haben eine Prostata! In wissenschaftlichen Studien konnte gezeigt werden, dass es sich dabei um ein voll funktionsfähiges und auch sexuell aktives Organ handelt. Seitdem wird der Begriff »weibliche Prostata« sogar international von der Schulmedizin akzeptiert.[67]

Damit ist es wieder so weit. Lasst für einen kurzen Augenblick das Buch Buch sein und wascht eure Hände. Sucht euch ein ruhiges Plätzchen und am besten noch etwas Öl oder Gleitmittel.

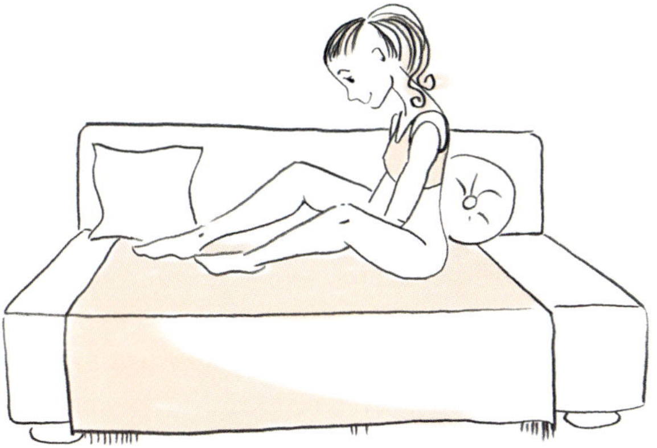

Übung 3

Mach es dir gemütlich, spreize die Beine und führe (eventuell mithilfe von Gleitmittel) einen Finger in die Vagina ein. Streiche mit dem Finger an der oberen Wand deiner Vagina entlang. Wahrscheinlich bemerkst du, dass sich dieser Bereich zerfurcht anfühlt, bei einer ansonsten glatten Oberfläche. Das ist das Drüsengewebe deiner Prostata oder eben dein G-Punkt. Herzlichen Glückwunsch, du hast ihn gefunden! Probiere doch mal aus, wie es sich anfühlt, wenn du die Zone stimulierst. Du kannst mit einem oder zwei Fingern darüberstreichen, reiben oder auch drücken. Vielleicht fühlt es sich ungewohnt an, vielleicht auch angenehm oder eher unangenehm. Spüre einfach hin und lass dich von deinem Gefühl leiten.

Manche spüren beim Druck auf die Prostata einen leichten Harndrang. Das ist völlig normal, wenn wir uns vorstellen, dass die Prostata die Harnröhre umschließt. Sie liegt ungefähr zwei bis fünf Zentimeter innen, an der bauchseitigen Wand der Vagina. An der Stelle der Prostatadrüsen befinden sich übrigens auch jene Drüsen, die für die weibliche Ejakulation verantwortlich sind. Sie produzieren ein Ejakulat, das durch die Gänge im Drüsengewebe in die Harnröhre geleitet wird. So kommt es, dass einige Frauen bei der Massage der Prostata ejakulieren.[68]

Falls ihr bei Übung 3 gar nichts gespürt habt oder sich die Berührung eher unangenehm angefühlt hat, ist das kein Grund zur Besorgnis. Dieser Bereich ist bei vielen Frauen noch nie wahrgenommen und somit auch nicht »belebt« worden. Stellt es euch so vor, als hättet ihr seit der Geburt euren rechten Arm nicht benutzt. Würde es euch dann heute einfallen, diesen Arm als Werkzeug zu benutzen? Sicherlich nicht, denn die Verdrahtung dafür ist einfach nicht geschaffen worden. Keine Frage, wenn ihr den Arm einsetzen würdet, würde einiges wesentlich einfacher funktionieren. Doch dafür bräuchte es Geduld und Übung. Ebenso ist es mit unseren Lustorganen. Wenn wir Teile unseres Körpers bislang nicht wahrgenommen haben, weil wir sie nicht kennen, werden sie von unserem Gehirn auch nicht mit Lust verbunden. Doch ebenso wie ein Arm lässt sich auch eine Prostata wieder dem System anschließen. Je häufiger und abwechslungsreicher sie von uns stimuliert wird, desto mehr wird sie auch zu unserer persönlichen Lustzone. Wenn wir nun noch weiter in die Vagina vordringen, befinden wir uns mitten im Muskelschlauch. Auch wenn sich unsere Nervenendigungen in den letzten Jahrmillionen zurückgebildet haben, so können wir hier Berührungen durchaus wahrnehmen. Man spricht von Vaginalität, also dem intravaginalen Fühlen, das lange bezweifelt wurde. Was viele ebenfalls nicht wissen, ist, dass die Vagina eher auf Druck als auf Reibung reagiert.[69]

Stille ... und alle »Pornobumser« dieser Welt halten jetzt bitte inne und überprüfen ihr Drehbuch ... dann käme ich und würde soufflieren: »Macht es besser mit Gefühl und Druck, dann hat die Dame auch was davon. Toi, toi, toi!«

Übrigens, falls ihr euch schon mal gefragt habt, warum der Eingang eurer Vagina so viel empfindsamer ist als der Rest: Nun, hier im unteren Drittel der Vagina sitzen einfach die meisten Nervenenden, genauer gesagt 90 Prozent. Und was wir hier, inmitten des Schlauches, nicht erkennen können, ist die unmittelbare Verbundenheit zur Klitoris. Da wir ja mittlerweile wissen, dass die Klitoris weit ins Innere des weiblichen Geschlechtes hineinragt, ist es nicht weiter verwunderlich, dass sie hier irgendwo stecken muss. Je mehr sie erregt und damit durchblutet ist, desto mehr steht sie in Kontakt zur Vagina. Man konnte sogar beobachten, dass die Klitoris die Vagina bei Erregung nicht nur umschließt, sondern auch zusammendrückt.[70] Vielleicht konntet auch ihr dieses Phänomen des »Engerwerdens bei Erregung« bereits am eigenen Körper beobachten.

Wir tasten uns noch weiter vor und müssten am Ende der Vagina auf den Gebärmutterhals treffen. Halt, sachte! Dieser Bereich ist äußerst empfindlich und jede zu starke Berührung kann ziemlich schmerzhaft sein. Die Zone kurz vor dem Gebärmutterhals ist sehr empfindsam. Hier soll bauchseitig der sogenannte A-Punkt (von »Anterior-Fornix-Erogenous-Zone«) liegen. Auch seine Existenz ist umstritten und doch gibt es Anhaltspunkte, die auf sein Vorhandensein hindeuten. Ursprünglich wurde er von einem Gynäkologen aufgrund fehlender vaginaler Feuchtigkeit untersucht. Die Stimulation des Punktes deutete nämlich auf eine vermehrte Lubrikation, also Gleitfähigkeit hin. Darüber hinaus fand man heraus, dass Frauen auf die Stimulation durchaus positiv mit lustvollem Erleben bis hin zu mehrfachen Orgasmen reagierten.[71] Auch Freundinnen und Klientinnen berichteten mir aufgeregt von diesem, im wahrsten Sinne des Wortes, Tiefenerlebnis. Eine Stimme möchte ich gern mit euch teilen: »Ich besorge es mir manchmal mit einem Dildo oder Vibrator, den ich extra tief reinstecke. Dort bewege ich ihn kaum noch, denn am besten fühlt sich einfach der Druck und das Ausgefülltsein an. Manchmal reicht diese langsame, tiefe Stimulation schon aus, ansonsten reibe ich dabei meine Klitoris und das bringt mich dann zuverlässig zu einem intensiven Orgasmus.«

Nach oben ginge unser Rundgang theoretisch weiter, aber dieser Teil ist für die Erläuterung der anatomischen »Masturbationsgrundlagen« irrelevant. Deshalb gehen wir wieder langsam zurück zum Ausgang und lassen einfach mal unseren Blick schweifen. Okay, ich gebe zu, hier gibt es jetzt nicht so viel zu sehen, wir müssen es uns eher vorstellen. Die Vagina wird nämlich gestützt von den Beckenbodenmuskeln, die zwar für unsere Augen unsichtbar, aber dennoch spürbar sind. Sie liegen in Form einer Acht um Vagina, Harnröhre und Anus. Durch die Anspannung dieser Muskeln lässt sich der Urinstrahl unterbrechen, die Vagina verengen oder der Stuhl zurückhalten. Der größte Muskel ist der Pubococcygealmuskel oder auch PC-Muskel, der die Vorderseite des Beckens mit dem unteren Ende des Beckenbodens verbindet. Er ist einer der Muskeln, die sich beim Orgasmus rhythmisch zusammenziehen und für die lustigen Zuckungen im Unterleib sorgen. Außerdem kann er eingesetzt werden, um das Gefühl bei Masturbation oder Sex zu verstärken. Wir bekommen durch eine trainierte Muskulatur mehr Feingefühl und Kontrolle im Vaginalbereich, können mehr Reibung erzeugen (und beugen auch noch Inkontinenz vor).[72] Insofern kann ein straffer PC-Muskel ein Meilenstein auf dem Weg in eine erfüllte Sexualität darstellen. Wie jeder andere Muskel braucht auch der PC-Muskel Übung, um in Form zu bleiben. Manche Frauen haben durch schwaches Bindegewebe oder nach Geburten einen kaum trainierten PC-Muskel. Wie stark oder schwach euer PC-Muskel trainiert ist, lässt sich durch eine einfache Übung herausfinden.

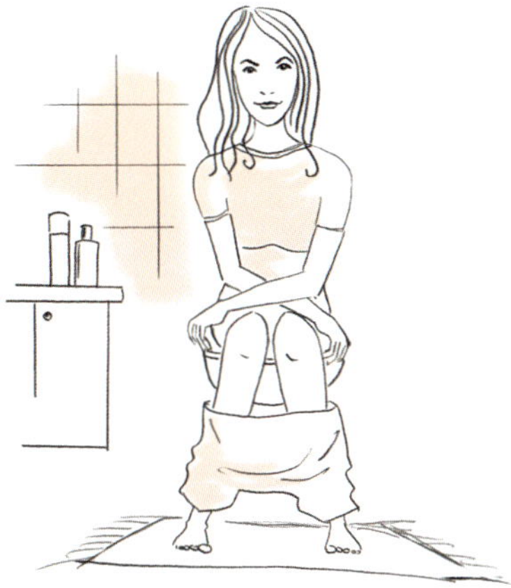

Übung 4

Zunächst einmal solltest du deinen PC-Muskel ausfindig machen und spüren. Dazu gehst du auf die Toilette und urinierst mit gespreizten Beinen. Der Muskel, den du anspannst, um den Urinstrahl zu unterbrechen, ist dein PC-Muskel. Falls du noch Urin in deiner Blase hast, kannst du das Stoppen des Urinstroms einige Male üben, um mit dem Muskel vertraut zu werden. Diese Übung sollte aber wirklich nur der Wahrnehmung dienen und nicht für Trainingszwecke eingesetzt werden.

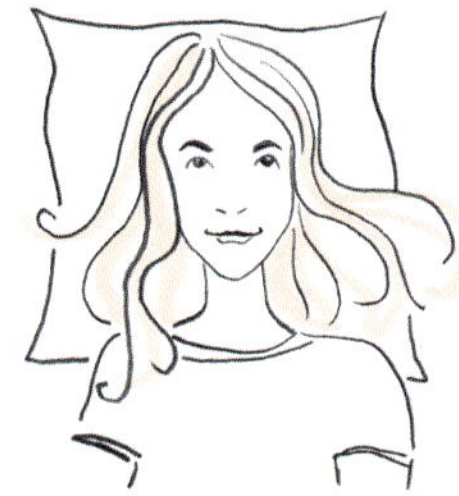

Übung 5

Mach es dir wieder auf deinem Bett oder Sofa bequem und führe einen Finger in deine Vagina ein. Spanne dann den PC-Muskel an und spüre, ob die Kontraktion bei deinem Finger ankommt. Wenn der Muskel deinen Finger fest umschließt, dann ist dein PC-Muskel gut in Form. Wenn du kaum einen Unterschied bemerkst, solltest du mit einem regelmäßigen Training starten. In Kapitel sechs gebe ich dir dazu einige Übungen an die Hand. Ich verspreche dir hiermit, dass sie dir bei regelmäßiger Durchführung eine neue Welt der Empfindungen bescheren werden. Also nix mit Schweinehund und so, du weißt ja jetzt, welche Lorbeeren am Ende auf dich warten.

Das Perineum

Lasst uns nach dieser schweißtreibenden Erkundungstour kurz Luft schnappen gehen und wieder aus der Vagina herauskrabbeln. Alle wieder einen klaren Kopf? Dann unternehmen wir jetzt noch einen kleinen Abstecher weiter in die südlichen Gefilde. Achtung, wir rutschen hier regelrecht über eine glatte Hautfläche, die als Perineum oder Damm bezeichnet wird. Sie liegt zwischen Vaginaeingang und Anus und wird oft unterschätzt, denn sie ist äußerst feinfühlig. Dort münden zahlreiche Nervenenden, weshalb viele Frauen für eine dortige Stimulation sehr empfänglich sind.

»Endstation«

Tadaaa, willkommen am A. d. W! Na ja, nicht ganz, aber so weit entfernt nun auch wieder nicht. Es bleibt schließlich noch ein Organ übrig, das sowohl als der Ausgang wie als der Eingang des Darmes gesehen werden kann. Es ist der Anus oder auch After genannt, der über einen Schließmuskel mit reichlich Nervenenden verfügt. Das macht auch ihn, genau wie das Perineum, sensibel für Berührungen jeder Art und viele schwören auf die dortige Stimulation. Hier die Worte einer Freundin: »Ich könnte zerplatzen, wenn ich einen Finger oder ein Analtoy in meinen Hintern stecke und dabei meine Klitoris stimuliere. Auf die Art erlebe ich die schönsten Orgasmen.« Ob ihr die anale Stimulation für euch entdecken mögt oder nicht, könnt nur ihr entscheiden. Ob ihr sie dann mögt oder nicht, liegt ebenfalls allein bei euch. Ich lebe ja nach der Devise »Probieren geht über Studieren«, aber an dieser Stelle spare ich mir eine Übung, denn die anale Stimulation ist tatsächlich Geschmackssache. Aber wenn ihr es versucht, noch eine Sache: Benutzt Gleitmittel!

Abschließend in diesem Anatomieteil des Buches möchte ich euch noch dazu ermuntern, eure eigenen erogenen Zonen herauszufinden. Schließlich können auch die, ebenso wie Vorlieben und überhaupt so vieles, sehr, sehr unterschiedlich sein.

Ein neues Körpergefühl

Nun haben wir uns in den vergangenen Kapiteln intensiv, sowohl theoretisch als auch praktisch, mit unserem Geschlecht und damit unserer Sexualität auseinandergesetzt. Doch ob die anatomischen Grundlagen jetzt *den* Anstoß geben, dass wir zum leidenschaftlichen Masturbierfan werden, wage ich zu bezweifeln. Schließlich fehlen wichtige Bausteine, die meiner Erfahrung nach für eine ganzheitliche Sexualität entscheidend sind: die Themen Lust und Unlust. Glauben wir den Medien, sollten wir unsere Sinnlichkeit und Erotik am besten jederzeit und überall leben. Viele Frauen haben dann ein schlechtes Gewissen, wenn sie diesem vorgefertigten Bild nicht entsprechen.[73]

Manchmal haben wir einfach keine Lust, weder auf die Solo- noch auf die partnerschaftliche Sexualität. Das ist normal! In der Regel verhält sich diese Unlust konform zu unserer jeweiligen Lebenssituation. Stecken wir in einer Krise, haben Stress im Job oder mit dem Partner, steht uns einfach nicht der Sinn nach Körperlichkeit. Wir verwenden dann all unsere Energie und Aufmerksamkeit darauf, unsere Probleme zu bewältigen. Unsere individuellen Lebenssituationen sind Zyklen unterworfen und wenn wir sie aufzeichnen würden, ergäbe sich ein Graph mit einem ständigen Auf und Ab. Das kennt ihr doch sicherlich auch: Manchmal könnten wir Bäume ausreißen und laufen mit einem Dauergrinsen durch die Welt – und plötzlich ist alles richtig besch... und wir wollen uns nur verkriechen.

Es gibt diese guten und schlechten Zeiten bei jedem von uns. Glaubt mir das. Jeder, der das Gegenteil behauptet, lügt meiner Meinung nach. Ja, ich weiß: Auf Facebook, Instagram und Co. wird uns regelmäßig genau dieser Bär aufgebunden. Aber auch hier kann ich nur für mehr Realismus in jeder Hinsicht plädieren. Ein Post mit den Worten »Gestern habe ich die Spülmaschine ausgeräumt, dann bin ich einkaufen gegangen, nur um zu bemerken, dass ich kein Geld dabeihabe. Shit!« scheint die Welt weniger zu tangieren als Nachrichten à la »Wahnsinn! Geile Aussicht hier oben auf der Dachterrasse. Wir lassen uns die Drinks schmecken, because YOLO«.

Insofern, nein, wir müssen nicht ständig gut drauf sein oder Lust auf Masturbation oder Geschlechtsverkehr verspüren. Wie gesagt: Phasenweise keine Lust auf Sex zu haben, ist absolut normal. Grundsätzlich verläuft nämlich Lust, wie unser gesamtes Leben, wellenförmig. Ist unser Leben intensiv und farbig, fühlen wir uns lustvoll und erotisch. In den Tiefphasen richten wir die Energie eher nach innen und versuchen irgendwie, unseren Alltag zu bewältigen. In dieser Zeit verspüren wir keinerlei Bedürfnis nach Sex.

Auch unser Monatszyklus ist diesen Lustwellen unterworfen. Vielleicht habt ihr ja auch schon mal die Beobachtung gemacht, dass ihr vor dem Eisprung mehr und danach weniger Lust auf Sex hattet. Ebenso die unterschiedlichen Anforderungen während einer Schwanger- und Mutterschaft, die ebenfalls einen hohen Einfluss auf unsere Lust und Erotik ausüben. Gleichzeitig beeinflussen auch körperliche Befindlichkeiten und Stress unsere Gefühle bezüglich Sex. Manchmal fühlen wir uns absolut wohl in unserer Haut und strotzen vor Energie. Dann sind wir auch mit unserer Lust verbunden und empfänglich für jeden Körperkontakt. Geht es uns nicht so gut und uns bedrückt etwas, dann haben wir einfach weniger Lust auf jeglichen sexuellen Austausch.

Schwierig wird es erst dann, wenn diese Krisen lange andauern und sich zu einer allgemeinen Lebensunlust entwickeln. Das merken wir daran, dass wir über eine längere Zeit wenig oder gar keine Lust haben. Manche beschreiben auch ihren Alltag in einer solchen Krise als grau und langweilig. Gefühlt geht das Leben an uns vorbei, wir nehmen nicht mehr aktiv daran teil. Ein Teufelskreis entsteht: Wir fühlen uns matt und erschöpft, haben dadurch weniger Lust auf Sex und fühlen uns dadurch wiederum umso unerotischer und unlebendiger.

Grundsätzlich sind wir alle als sexuelle Wesen auf die Welt gekommen, ausgestattet mit einer natürlichen Neugier, Lebendigkeit und Lust. Oft sind aber genau diese Attribute so sehr unter Verschluss geraten, dass wir gar nicht mehr daran glauben können, dass sie in uns schlummern.

Die schlechte Nachricht ist: Solange wir selbst nicht aktiv werden, wird auch nichts passieren. Doch es gibt auch eine gute Nachricht: Wir können unsere Lust wieder aktivieren, indem wir ihr Zuwendung schenken. Ja, unsere Lust braucht ebenso Nahrung wie eine Pflanze, sonst geht sie mit der Zeit unerbittlich ein. Vielleicht kennt ihr ja auch den Satz: Energie folgt der Aufmerksamkeit!

Durch die vorangegangenen Kapitel haben wir bereits die Grundsteine gelegt. Wir haben uns mit unserem Geschlecht genauer auseinandergesetzt, haben es womöglich neu kennenlernen und vor allem wertschätzen dürfen. Wir haben uns angefasst, um zu erkennen, mit welcher Schönheit und Erotik wir natürlicherweise ausgestattet wurden. Nun möchte ich noch ein Stück weitergehen, um noch mehr Lebendigkeit in unser Leben einzuladen. Indem wir wieder eine Verbindung zu unserem Inneren herstellen, ist es uns möglich, mehr Lebensenergie zu empfinden. Unser Innerstes und unser Gefühl einer inneren Kraft stehen in unmittelbarem Zusammenhang mit unserer Verbindung zu unserem Geschlecht. Im Sinne Regena Thomashauers werden wir im Folgenden einen besseren Draht zu unserer Pussy aufbauen und sie zum Leben erwecken. Ich beschreibe es auch als ein neues Körpergefühl, denn es geht darum, den Körper wieder mehr mit unserem Geist in Verbindung zu bringen. Um das zu schaffen, müssen wir aktiv werden, deshalb stelle ich euch am Ende dieses Kapitels wieder ein paar hilfreiche Übungen vor.

Intuition zulassen

Wir kennen es wahrscheinlich alle aus unserem Alltag: Wir befinden uns in einer Situation und hören zwei unterschiedliche Stimmen, die zu uns sprechen. Sie kommen scheinbar aus unserem Inneren und haben großen Einfluss auf uns und unser Tun. Die eine Stimme gehört dem Dämon oder inneren Kritiker in uns. Für jeden von uns klingt diese Stimme anders. Für mich klingt sie original wie die eines Gremlin, dieses kleinen garstigen Monsters aus der amerikanischen Horrorkomödie. Der Gremlin in mir hindert mich mit all seiner Kraft an meinem Wachstum und verdirbt mir meine Lebenslust. Die andere Stimme klingt wesentlich weicher und angenehmer. Es ist die eigentliche innere Stimme, wir kennen sie wahrscheinlich alle unter dem Begriff »Intuition« oder »Bauchgefühl«. Im Grunde ist sie unser unbewusster Schatz an Wissen und Weisheit, der zu uns spricht. Sie ist ein lebenslanger Begleiter, doch können wir sie nur vernehmen, wenn wir wirklich hinhören. Die Intuition ist weiblich und sie kann uns auch einen direkten Zugang zu Lust, Sinnlichkeit und Erotik herstellen. Insofern ist es nur sexy, wenn wir auf sie hören.

Die Monsterstimme will uns kleinhalten, sie raubt uns Kreativität und Kraft. Gespeist wird sie aus früheren negativen Erfahrungen und transformiert sie dann zu negativen Gedanken. Sie kommt mit solchen Sätzen um die Ecke wie »Du schaffst das eh nicht«, »Du bist nicht attraktiv« oder »Du bist es nicht wert, dass …«. Dabei hält sie uns in der Opferrolle gefangen, aus der wir nur mit Mühe und Aufwand entkommen können. Kennt ihr diese Stimme auch? Mannomann, oft haben wir uns ja so an sie gewöhnt, dass wir gar nicht bemerken, wie machtvoll sie eigentlich ist.

Diese Stimme zu bekämpfen, bringt leider gar nichts, im Gegenteil, sie bekommt dadurch noch mehr Kraft (schließlich folgt die Energie unserer Aufmerksamkeit). Besser ist es, wenn wir uns diese Stimme tatsächlich wie einen Störenfried vorstellen, ihm eventuell einen Namen geben, ihn begrüßen und ihm einen Jobwechsel ans Herz legen. Nur indem wir uns der Kraft dieser Stimme bewusst werden und ihr Respekt zollen, können wir ihrer Herr werden.

Nehmen wir doch zur Vereinfachung einfach meinen garstigen Gremlin. Er besetzt zurzeit den Posten des Korinthenkackers, Spaßverderbers und Nervtöters. Im Grunde will er nur mein Bestes, indem er den Zeigefinger hebt und mich zu schützen versucht. In einigen Situationen, die eher mein rationales Denken erfordern, kann das durchaus nützlich sein. Doch die meiste Zeit schränkt er mich in meinem Handeln ein, weshalb ich ihm einen bezahlten Urlaub vorschlage. Er darf auf meine Kosten in einem Fünf-Sterne-Hotel einchecken, die Hotelbar plündern und schlemmen, was das Zeug hält. Doch wenn ich ihn brauche, dann muss er zur Stelle sein. Ganz ehrlich, ich finde, das ist mehr als ein fairer Deal. Indem ich dem Monster eine neue Aufgabe (oder eine angenehme Ablenkung) zuteile, kann ich wieder Zugang zu meiner Intuition finden. Die Intuition ist nämlich für unser Wachstum und unseren Weg entscheidend. Während die Gremlinstimme dafür sorgen möchte, dass wir allen und allem gerecht werden, schaut diese innere Stimme eher auf uns und unsere Lust und die persönlichen Bedürfnisse. Also weg vom Fokus nach außen, hin zu einem inneren Kompass.

Übrigens lassen sich Kinder von ihrer Intuition, ihrem Bauchgefühl leiten, während Erwachsene überwiegend ihrer Ratio vertrauen. Um die innere Stimme wieder zu vernehmen, müssen wir uns immer wieder nach innen orientieren. Der Weg dorthin kann für jeden unterschiedlich aussehen. Manche spüren ihre Intuition am ehesten in Verbindung mit der Natur, beispielsweise auf einem Spaziergang im Grünen, andere sitzen lieber in Ruhe zu Hause und meditieren. Lasst uns nun herausfinden, welches euer persönlicher Weg zur Intuition ist. Vielleicht meldet sich euer kleines Monster, der innere Kritiker, original jetzt und sagt, dass er die kommende Übung lächerlich findet. Das ist gut, denn dann könnt ihr ihm gleich den Weg zur Hotelbar erklären und ihn dorthin verweisen. Dies könnte also gleich die erste Möglichkeit sein, ihn zu überwinden.

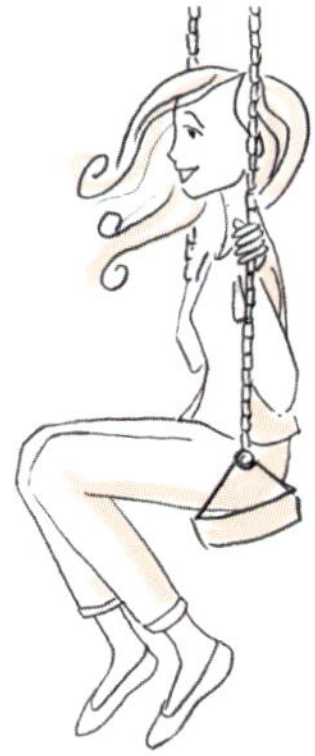

Übung 6

Schreib auf, bei welcher Tätigkeit du dich als Kind verloren hast. Bei welcher Aktivität hast du jegliches Gefühl für Raum und Zeit vergessen? Vielleicht beim Schaukeln, Malen oder Rennen? Überlege, was diese Tätigkeit mit deinem heutigen Ich zu tun hat. Gestattest du dir noch, zu schaukeln, zu malen, zu rennen, oder hast du es irgendwann aufgegeben? Schreib auch diese Beobachtungen auf.

Nun tu diese Tätigkeit wieder und spüre, welchen Effekt sie auf dich hat. Fühlst du dich in deine Kindheit zurückversetzt? Fühlst du dich lächerlich oder schuldig? Spürst du einen neuen Zugang zu deiner Intuition?

Ich habe es immer geliebt, an der frischen Luft zu schaukeln und zu tanzen. Für mich persönlich ist also die Kombination von Natur und Bewegung diejenige, die mir den besten Zugang zu meiner Intuition bietet. Mehr noch: Wenn diese Parameter gegeben sind, kann man mir regelrecht beim Aufblühen zusehen. Meine Mundwinkel ziehen sich automatisch nach oben, auf einmal fange ich an zu hüpfen und zu singen. Ich bin dann in meiner Mitte, lustvoll und leidenschaftlich. Das englische Wort für »Gefühl«, »emotion«, beschreibt diesen Zustand treffend, denn darin steckt das Wort »motion«, was übersetzt »Bewegung« bedeutet.

Ganz klar sind Bewegung, Gefühle und Gedanken miteinander verwoben. Das Phänomen kennt ihr sicherlich auch: Nach einer schlechten Nachricht haltet ihr den Atem an und euer Körper friert regelrecht ein. Auch eure Gedanken und Gefühle erstarren kurzzeitig, ihr könnt nicht mehr klar denken. Um dem zu entkommen und eure Stimmungslage zu verändern, hilft es, sich zu bewegen. Also warum nicht eben diesen Umstand auch für die Sexualität nutzen und über eine gesteigerte Bewegung wieder zu mehr Gefühl finden?

Nun wollen wir noch einen Schritt weitergehen und schauen, inwiefern wir alle über Intuition und eine innere Wahrheit verfügen. Können wir unseren Körper überlisten oder lässt er sich nichts vormachen?

Übung 7

Setz dich bequem auf einen Stuhl oder den Boden, ohne dabei die Beine zu überschlagen, und schließe die Augen. Atme mindestens eine Minute lang tief in deinen Bauch ein und aus. Dein Bauch sollte sich bei jedem Atemzug deutlich nach außen wölben und wieder einziehen.

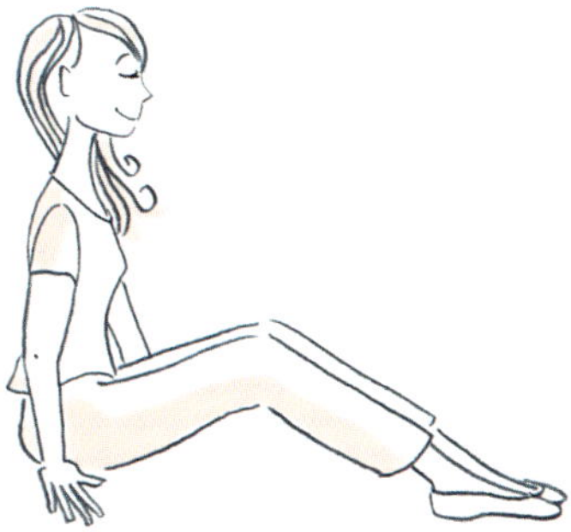

Dann sprichst du laut folgende Worte aus: »Ich habe keine Intuition.« Spüre dabei ganz genau, welche Reaktionen in deinem Körper vor sich gehen.

Atme danach wieder für mindestens eine Minute tief ein und aus. Dann sprichst du diese Worte ebenfalls laut vor dich hin: »Ich habe Intuition.« Spüre auch hier in deinen Körper hinein und beobachte, was passiert.

Diese Übung durfte ich während meines Tantraseminars kennenlernen und war von ihrem Effekt überwältigt. Nie hätte ich gedacht, dass Worte eine spürbare körperliche Reaktion auslösen können. Aber nach dem Prinzip von Übung sechs ist es nur eine logische Konsequenz. Was in die eine Richtung funktioniert, das geht natürlich auch in die andere. Die Reaktion wird bei jedem unterschiedlich ausfallen. Bei einigen kaum spürbar, bei anderen als ein deutliches Signal des Körpers.

Wer schon einmal Erfahrungen mit seiner Intuition gemacht hat, der weiß tief im Inneren, dass es sie gibt. Bei Umfragen habe ich herausgefunden, dass jeder der Befragten eine solche Erfahrung benennen konnte. Insofern weiß also unser Unterbewusstsein um die Wahrheit: Ich habe Intuition. Sobald wir aber ein Leugnen unserer Intuition vorgeben, signalisiert es uns umgehend, dass ein Fehler vorliegt. Bei mir drückt sich diese Ablehnung durch ein Ziehen in der Brustregion aus. Sprechen wir jedoch die Wahrheit aus, stimmt auch unser Körper dem Gesagten zu, was sich bei mir als kribbelige Wärme im Bauch äußert.

Warum nicht auch hier die Wahrnehmung schulen und mehr auf das Bauchgefühl hören, um achtsamer mit sich und seinen Bedürfnissen umzugehen? Dein Bauch sagt dir, dass du Lust hast, dich auszuziehen und zu tanzen? Na, dann los, mach es.

Oft genug überhören wir unsere innere Stimme und halten Situationen aus, die uns eigentlich gegen den Strich gehen. Wir fühlen uns verpflichtet und tun dann Dinge, die wir nicht tun wollen, oder essen Sachen, die uns nicht schmecken. Unser Bauchgefühl sagt uns jedoch auch hier sehr genau, was uns guttut und was nicht. Ein Nein wird sich mit aller Wahrscheinlichkeit in deinem Körper als ein deutliches Signal bemerkbar machen. Meist sind es Reaktionen, die sich eher in den oberen Körperregionen abspielen, wie beispielsweise ein Ziehen in der Magengegend oder eine Anspannung im Nacken. Wir sollten mehr und mehr auf dieses Gefühl vertrauen und uns vor allem trauen, Nein zu sagen. Die ersten Male wird es am schwierigsten sein, aber je häufiger du Übung acht vollziehst, desto leichter wird es.

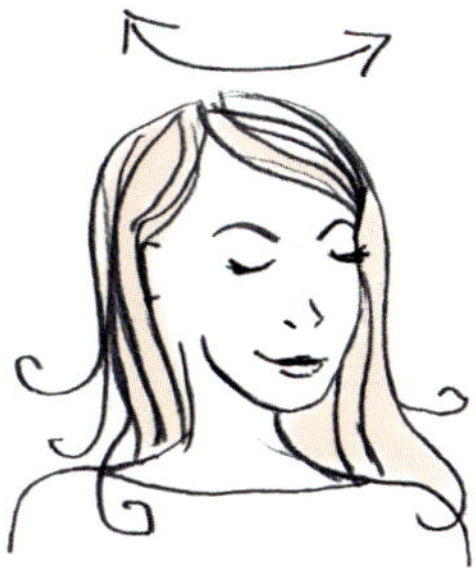

Übung 8

Übe dich eine Woche lang im Neinsagen. Das hilft, um vermehrt der inneren Stimme die Leitung zu überlassen. Wenn etwas von dir gefordert wird und du spürst, dass du es nicht umsetzen möchtest, dann sage Nein dazu. Begründe deine Entscheidung nicht, das würde nur Zeit und Energie in Anspruch nehmen. Halte es aus, nur das Nein für sich stehen zu lassen.

Vor allem, wenn wir lange nicht mehr in Kontakt zu unserer inneren Stimme standen, müssen wir Ausdauer und Disziplin aufbringen, um sie wieder laut und deutlich zu vernehmen. Das Beruhigende ist aber, dass unsere Intuition immer da ist, ob wir sie nun momentan hören können oder nicht. Sie kann eine direkte Verbindung zu unserer ureigenen weiblichen Kraft herstellen und Bäume versetzen. Gebt euch selbst die Erlaubnis, eure Intuition anzuzapfen und auf sie zu vertrauen, denn sie ist auch euer Ticket in eine erfüllte Sexualität.

5

Der Orgasmus, ein Must-have?

»Dem Orgasmus wird viel zu viel Bedeutung beigemessen. Als müsse er uns für die Leere unseres Daseins entschädigen.«

Woody Allen

Das Wort »Orgasmus« kommt aus dem Griechischen und bedeutet »mit Lust anschwellen« und »vor Begierde strotzen«.[74] Diese Übersetzung gibt zunächst mal keinen Hinweis darauf, dass ein Ziel erreicht ist, ein Punkt, an dem sich Spannung entlädt und Entspannung breitmacht. Doch genau dieses Bild ist in unserer Gesellschaft geprägt worden. Der Orgasmus als der fixe Zielpunkt unserer sexuellen Bemühungen. Alternative Ansätze gehen jedoch vielmehr von einem generellen Zustand, einer Lebenseinstellung aus. Die orgasmische Meditation beispielsweise ist eine Paarpraktik, bei der der Höhepunkt, wie wir ihn kennen, nicht im Zentrum steht. Vielmehr geht es um ein gemeinsames Erleben, einen Flow, ein Wohlfühlen.

Auch hier möchte ich einfach mal die Frage aufwerfen, ob ein Orgasmus tatsächlich das ultimative Ziel eines sexuellen Aktes sein muss oder ob nicht der Akt an sich bereits so orgastisch sein kann, dass der Höhepunkt zur Nebensache wird? Ich lasse diese Frage zunächst so stehen, denn ich könnte mir vorstellen, dass jede von euch ihre eigene, individuelle Meinung und Erfahrung zu dem Thema mitbringt. Im Folgenden werde ich vom Orgasmus im allseits bekannten Sinne sprechen, nämlich als plötzliche Entladung von Spannung. Ja, die Menschen lieben Orgasmen vor allem, um das intensive Lustgefühl zu erleben. Trotzdem möchte ich euch an dieser Stelle auch die gesundheitlichen Benefits eines Orgasmus nicht vorenthalten.

Fünf Vorteile von Orgasmen

1. Sie stärken unser Immunsystem, indem die Anzahl an Zellen, die Infektionen bekämpfen, gesteigert wird.
2. Sie reduzieren Stress, weil das Glückshormon Oxytocin ausgeschüttet wird, das wiederum den Spiegel an Cortisol, einem Stresshormon, senkt.
3. Sie wirken wie ein Schmerzmittel, denn die Schmerztoleranzgrenze wird währenddessen gesenkt.
4. Sie fördern die Herzgesundheit, weil die erhöhte Herzfrequenz beim Orgasmus wie ein moderates Fitnesstraining wirkt.
5. Sie verhelfen uns zu einem besseren Schlaf durch die Ausschüttung von Oxytocin und Endorphinen, die auf den Körper eine beruhigende Wirkung haben.[75]

Bei all den Vorteilen, die ein Orgasmus mit sich bringen kann, ist ihm aber eine Sache gewiss: Jeder von uns nimmt den Höhepunkt auf seine eigene Weise wahr und empfindet ihn jedes Mal unterschiedlich. Kein Wunder, wenn wir uns vor Augen halten, dass ein Orgasmus alle Ebenen einschließt: die körperliche, die gefühlsmäßige, die mentale und die energetische. Er ist also sehr vielschichtig, was zu dem immer wieder neuen und andersartigen Erleben führt. Für die Art des Orgasmus sind die Intensität des Vorspiels, die eigene Befindlichkeit, die Tagesform und die momentane Beziehung zum Partner am entscheidendsten.[76]

Die Statistiken sprechen für sich: Offensichtlich hat die große Mehrheit aller Frauen keinerlei Schwierigkeiten, bei der Masturbation einen Orgasmus zu erreichen, schon aber beim Geschlechtsverkehr. Auch meine Arbeit mit Klientinnen belegt dies. Die häufigsten Schwierigkeiten zeigen sich in der Frage, wie denn der Höhepunkt mit Partner erlebbar sei. Anscheinend besteht hier eine große Sehnsucht, ebendiese Fähigkeit zu erlangen. Überhaupt ist der Anspruch auf Befriedigung hoch. Bei beiden Geschlechtern gleichermaßen.

Die gleiche Frage nach dem Orgasmus der Frau erreicht mich schließlich ebenso oft vonseiten der Männer. Wenn wir diese Frage vor ein paar Jahrzehnten gestellt hätten, wären wir wahrscheinlich ausgelacht worden – nach dem Motto: »Hahaha, der Orgasmus der Frau, so etwas gibt es?« Zum Glück denken wir da heutzutage fortschrittlicher. Den meisten Partnern ist es extrem wichtig, dass auch die Frau ihre Befriedigung erfährt.

Doch sobald Probleme dabei auftreten, wird der weibliche Orgasmus schnell zu einem echten Mysterium ausgerufen. Frauen sagen dann im Brustton der Überzeugung »Der Orgasmus ist mir nicht wichtig« und »Der Sex ist so auch schön«. Ich sage nicht, dass das nicht der Wahrheit entspricht. Vielmehr glaube ich, dass das eben nur die halbe Wahrheit ist. Meiner Ansicht nach wollen auch Frauen Orgasmen erleben, wobei sie nicht die Güte des Aktes an sich darüber definieren. Ja, ein Orgasmus ist wichtig. Ist er ein Must-have? Manchmal schon.

Die genannten Behauptungen sind keine Seltenheit. Der Orgasmus durch Selbstbefriedigung scheint diesem verdrehten Denken ebenfalls verfallen zu sein. In vielen Köpfen wird er nach wie vor als minderwertiger beschrieben als der Orgasmus durch Koitus. Es ist einer der Mythen, denen wir leicht verfallen können: Die angebliche Überlegenheit des vaginalen Orgasmus beim Sex. Viele Frauen, mit denen ich gesprochen habe, behaupten, dass ihr Orgasmus durch Masturbation nicht »richtig«, nicht »echt« sei. Frauen allen Alters finden immer wieder Gründe, ihre Selbsterfahrungen zu negieren und schlechtzureden.

Ein Orgasmus ist ein Orgasmus

Doch woher kommt das und vor allem: Wie können wir dieses Denken verändern? Denn fest steht: Jeder Orgasmus ist gut und normal, egal auf welche Art er erzielt wurde. Es gibt keine Hierarchie zwischen klitoralen, vaginalen, Brust- oder Zehenorgasmen.[77] Klar, die Werbe- und Pornoindustrie profitiert davon, verschiedene Orgasmusarten zu identifizieren und ihnen ein Etikett aufzukleben. Doch die Wahrheit ist: Egal welcher Orgasmus uns gerade überkommt, der Ablauf ist stets der gleiche: Es ist die plötzliche Entladung sexueller Spannung, die sich auf unterschiedliche Art und Weise aufgebaut hat.

Nun höre ich schon die ersten aufgebrachten Stimmen laut werden, die sagen, dass sich ein klitoraler Orgasmus doch ganz anders anfühlt als ein vaginaler. Ja, sicher! Wie bereits gesagt erlebt jede von uns ihre Orgasmen völlig anders. Manche beschreiben ein Gefühl der völligen Entspannung, andere ein Aufgelöstsein und wieder andere das Gefühl, eine Schwelle überschritten zu haben und »fertig« zu sein.[78] Nicht zu vergessen, dass auch der Kontext einem Orgasmus seine ganz eigene Färbung verleiht. Wir kennen es wohl alle: Die Achterbahnfahrt unserer Emotionen während des Zyklus, die Art der Stimulierung und falls ein Partner involviert ist, auch die Beziehung zu ebendieser Person.

All diese Punkte haben Einfluss auf das jeweilige Erleben eines Höhepunktes. Daraus ergibt sich, dass jeder Orgasmus, ähnlich wie ein Fingerabdruck, einzigartig und besonders ist. Er kann eintreten oder auch nicht durch:

- klitorale Stimulation,
- vaginale Stimulation,
- anale Stimulation,
- Schenkelstimulierung,
- Bruststimulierung,
- Ohrläppchenstimulierung,
- mentale Stimulierung ohne jeglichen Körperkontakt,[79]
- und, und, und.

Genauso können sie in ganz unterschiedlichen, nicht unbedingt sexuellen Situationen passieren. So auch beim Sport oder im Schlaf. Die Bandbreite der Beschreibungen reicht von langweilig bis fantastisch gut. Die von mir befragten Frauen beschrieben ihre Orgasmen als explosiv, erfrischend, überraschend, befreiend, überwältigend, ermüdend oder unspektakulär.

Der erste Schritt zu einer erfüllten Sexualität ist es wohl, alte Vorstellungen loszulassen und Ideen zu hinterfragen, die wir schlicht übernommen haben. Dazu gehören auch unsere Vorstellungen darüber, wie ein Orgasmus scheinbar sein sollte oder eben auch nicht. Lasst uns davon frei werden und so Platz schaffen für neue Erkenntnisse und Erfahrungen. Es gibt kein Richtig und kein Falsch, kein Gut und kein Schlecht. Es gibt nur ein Normal. Mit diesem Gedanken lässt es sich wesentlich leichter leben – und das kann für die Erfahrung von tiefen und intensiven Orgasmen ja nur förderlich sein.

Die Orgasmuskurve

Was passiert eigentlich bei einem Orgasmus? Wie bereits erwähnt wird er von Frauen wie Männern unterschiedlich beschrieben. Wieder ein Indiz dafür, dass wir alle Sexualität völlig verschieden erleben. Manche sagen, er kündige sich durch ein Prickeln an, bei anderen verläuft er wellenartig. Begleitet wird er oft von Herzrasen und Zuckungen und dem Gefühl einer erlösenden Explosion. Die Natur hat das mit dem Orgasmus schon clever eingerichtet: Er sichert unser Überleben, denn wenn es ihn nicht gäbe, hätten wir bestimmt weniger Sex und damit auch weniger Nachkommen.

Früher nutzte die Forschung bestimmte Vorgänge als Indikatoren für einen Orgasmus. Dazu gehörte insbesondere die Kontraktion des Beckenbodenmuskels am Eingang der Vagina. Masters und Johnson ließen Frauen im Labor masturbieren und ihren Orgasmus dann auf einer Skala von eins (schwach) bis fünf (sehr stark) bewerten. Es stellte sich heraus, dass es keinen Bezug gab zwischen dieser Bewertung und den messbaren genitalen Reaktionen, wie zum Beispiel der Anzahl der Kontraktionen der Beckenbodenmuskeln.

In anderen Studien hatten einige Frauen überhaupt keine vaginalen Muskelkontraktionen beim Orgasmus und andere wiederum hatten ebendiese Kontraktionen auch ohne Orgasmus.[80] Im Klartext bedeutet das: Das, was untenrum passiert, muss nicht dem entsprechen, was obenrum ankommt. Oder auch: Der Orgasmus passiert, ebenso wie Erregung, in unserem größten Lustorgan: im Gehirn. Fest steht, dass der Höhepunkt die plötzliche Lösung sexueller Spannung ist. Nur das Empfinden dabei ist eben variabel.

Trotzdem lassen sich Phänomene bei Frauen beobachten, die einen Orgasmus ankündigen können, und vielleicht habt ihr ja auch schon mal einige dieser Dinge an euch beobachtet – beim oder auch schon eine Zeit vor dem Orgasmus:

- Der Puls beschleunigt sich.
- Die Farbe der Haut im Gesicht, auf Hals und Dekolleté wird rötlich.
- Die Nippel werden steif.
- Die Brüste werden praller.
- Die inneren und äußeren Schamlippen schwellen an.
- Die Klitoris schwillt an und wird härter.
- Die Vagina wird feucht.

Das alles sind Beispiele für Lust und Erregung. Sie müssen aber nicht auftauchen.

Was euer Körper und auch eure Genitalien tun, stimmt nicht notwendigerweise mit eurer Wahrnehmung überein. Wenn also jemand behauptet, ihr seid ja offensichtlich gar nicht erregt oder es mache euch wohl keinen Spaß, muss er nicht zwangsläufig recht haben. Ihr selbst und euer persönliches Empfinden entscheiden darüber, ob und wie geil ihr eine Situation wahrnehmt.

Einen Zyklus oder ein Stufenmodell der Erregung zu beschreiben, macht nur bedingt Sinn, einfach weil wir so unterschiedlich sind. Trotz alledem lässt sich ein Grundmuster der physiologischen Veränderungen im menschlichen Körper während der sexuellen Aktivität erkennen. In simplen Worten ausgedrückt geht es um den Aufbau und das Nachlassen von Spannungen. Doch um die Erotik besser zu verstehen, wurde die sexuelle Reaktion in drei beziehungsweise vier Phasen unterteilt. Das wohl bekannteste Modell nach Masters und Johnson beschreibt die Reaktion in vier Phasen und wird im Folgenden für uns Frauen aufgezeigt. Vielleicht kennt ihr es ja ohnehin, dann dient es zur Auffrischung, ansonsten heißt es hier: aufpassen und mit den eigenen Reaktionen abgleichen. Es gibt Erregungs-, Plateau-, Orgasmus- und Rückbildungsphase. Sie gelten sowohl für Soloerlebnisse als auch für partnerschaftliche Höhenflüge. Folgendes wurde bei Frauen in den einzelnen Phasen beobachtet:

Erregungsphase

Erotische Fantasien oder die Stimulation von erogenen Zonen lösen die ersten Reaktionen aus. Puls- und Atemfrequenz sowie Blutdruck steigen. Die inneren Schamlippen und die Klitoris schwellen an und verfärben sich dunkler. Dadurch öffnen sich die äußeren Schamlippen und die Vagina wird feucht. Die Brüste schwellen an, die Brustwarzen werden steif und stellen sich auf.

Plateauphase

Der gesamte Genitalbereich schwillt weiter an. Viele Frauen erleben hier einen Sex-Flush, also die Rötung von Gesicht und Brustkorb. Die inneren Teile der Klitoris heben sich und richten so die äußere Spitze auf. Die Gebärmutter stellt sich auf und dehnt so die Vagina tiefer in den Körper hinein, der sogenannte Zelteffekt. Die Atmung wird noch schneller und die Muskelanspannung nimmt weiter zu.

Orgasmusphase

Alle Schließmuskeln des Beckenbodens (von Harnröhre, Vagina und Anus) kontrahieren gleichzeitig. Verschiedene Muskelgruppen können sich unwillkürlich anspannen. Viele Frauen bewegen dabei ihr Becken vor und zurück. Jetzt löst sich die Spannung, die sich in den vorangegangenen Phasen aufgebaut hat.

Rückbildungsphase

Die Muskeln entspannen sich, Atem- und Pulsfrequenz sowie Blutdruck kehren langsam zu ihren Ausgangswerten zurück. Die Schwellungen der Brüste, der Klitoris und der Schamlippen klingen ab. Vagina und Gebärmutter ziehen sich in den ursprünglichen Zustand zurück. Manche Frauen können von hier aus wieder in die Plateauphase gleiten und dann mehrere Orgasmen hintereinander erleben.

Sexueller Reaktionszyklus des Mannes nach Masters und Johnson

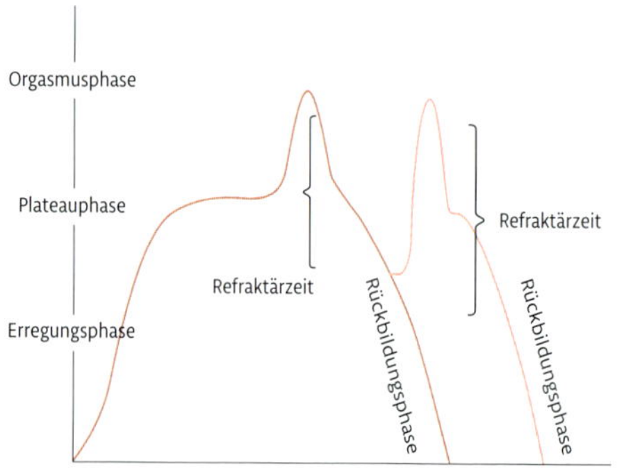

Sexueller Reaktionszyklus der Frau nach Masters und Johnson

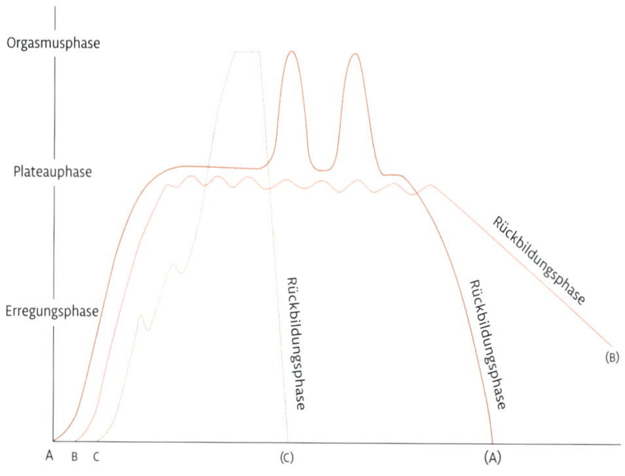

Die sexuellen Reaktionen von Frauen und Männern sind im Großen und Ganzen die gleichen. Trotzdem lassen sich ein paar Unterschiede ausmachen. Masters und Johnson gingen unter anderem davon aus, dass Frauen eine langsamere und flachere Erregungskurve haben als Männer und daher länger brauchen, um einen Orgasmus zu erreichen. Ihrer Ansicht nach werden Frauen außerdem eher durch Körperkontakt erregt, während Männer vor allem auf visuelle Reize ansprechen. Heutzutage gelten diese Beobachtungen als überholt. Frauen können durchaus schnell erregt werden und auch schnell zum Orgasmus kommen. Genauso können Frauen natürlich auch durch Bilder oder Videos angeregt werden, während Männer gleichermaßen durch Körperkontakt stimuliert werden können. Ein tatsächlich zutreffender Unterschied besteht in der Erholung nach einem Orgasmus. Während Frauen eine deutlich geringere Rückbildungsphase benötigen, brauchen Männer wesentlich länger bis zur nächsten Erektion. So sind Frauen im Gegensatz zu Männern eher in der Lage, mehrere aufeinanderfolgende Orgasmen (auch »multiple Orgasmen« genannt) zu erleben. Hinzu kommt eine letzte Sache, die uns Frauen ebenfalls glücklich schätzen dürfte: Wir erleben Orgasmen immer wieder auf verschiedene Arten. So kann der weibliche Orgasmus von Frau zu Frau und von Situation zu Situation manchmal sanft und kurz sein und manchmal heftig und lang.[81]

Übrigens habe ich mich noch nie auf dem Weg zum Orgasmus bei dem Gedanken erwischt: »Ah, interessant, die Anzeichen deuten ganz klar auf die Plateauphase hin.« Klar, wann brauchen wir diese technische Einteilung im Alltag? Richtig, gar nicht! Aus diesem Grund halte ich mich auch in meiner Praxis mit modellhaften Erklärungen eher zurück. Denn was diesen Modellen fehlt, ist die Beachtung der Emotionen.

Doch versteht mich nicht falsch. Natürlich haben Modelle ihre Berechtigung. Sie helfen uns, Sachverhalte besser zu verstehen, Reaktionen zu beschreiben, Definitionen von Gesundheit abzuleiten und letztlich auch sexuelle Probleme zu lösen. So konnten sexuelle Dysfunktionen oder Anorgasmie (fehlender Orgasmus) und auch Vaginismus (Vaginalkrämpfe) durchaus in vielen Fällen geheilt werden, weil man mehr über die sexuellen Reaktionen wusste. Doch nicht jeder spricht auf die Therapie an, die auf dem Vier-Stufen-Modell beruht.[82] Menschen, die unter Lustlosigkeit leiden, können damit genau genommen gar nichts anfangen.

Genau das erkannte auch die Psychotherapeutin Helen Singer Kaplan, die eine entscheidende Lücke im Modell und seiner praktischen Anwendung feststellte. Sie beobachtete, dass die schlechtesten Ergebnisse bei Menschen erzielt wurden, die kein Interesse an Sex hatten. Ihrer Ansicht nach lag das daran, dass die Theorie eine wichtige Sache nicht mit einbezog: das Verlangen. Kaplan schlug daraufhin eine Anpassung des Modells von Masters und Johnson vor, indem sie ein Drei-Phasen-Modell des sexuellen Reaktionszyklus entwarf. Beginnend mit der Phase des Verlangens, von ihr als »Interesse« oder »Lust auf« begriffen, abgelöst durch die zweite Phase der Erregung und abgeschlossen durch die dritte Phase des Orgasmus.

Meiner Ansicht nach beschreibt ihr Modell wesentlich besser, wie Erregung entsteht und schließlich in einem Orgasmus gipfeln kann. Aber auch wenn ihr mit all diesen Modellen herzlich wenig anfangen könnt, ist das kein Anlass zur Besorgnis. Ganz im Gegenteil: Viel besser ist es doch, wenn ihr eurem intuitiven Gefühl vertraut, das euch ziemlich genau sagen kann, ob sich etwas gut anfühlt oder nicht. Wir kommen nochmals darauf zurück, dass der Orgasmus eben keine genitale Reaktion ist. Euer subjektives Erleben bei sexuellen Aktivitäten ist ein viel stärkerer Indikator dafür, wie und wo ihr Erregung verspürt, als irgendeine Theorie dieser Welt.

Spürt bei der Masturbation, beim Sex jeglicher Art, immer in euch hinein. Vertraut eurem Körper und seid nicht verunsichert, wenn er Reaktionen nicht zeigt, die ihr eigentlich erwartet hättet – oder umgekehrt. Sobald ihr Vertrauen zu eurem wundervollen Körper aufgebaut habt, fällt es euch wesentlich leichter, euch fallen zu lassen und dem Gefühl hinzugeben. Hier ist Entspannung wieder das Zauberwort – und einer der wichtigsten Schritte auf dem Weg zu einem erfüllenden Orgasmus.

Warum es manchmal nicht klappt

Wenn das Thema Orgasmus für dich kein Problem darstellt, dann darfst du dieses Kapitel geflissentlich überspringen. Doch vielleicht interessiert es dich ja auch einfach aus Prinzip, dann bleib natürlich gern bei uns. Denjenigen unter euch, die Orgasmusschwierigkeiten haben, möchte ich an dieser Stelle eine wichtige Frage stellen: Hast du diese Probleme »nur« beim Sex oder auch bei der Selbstbefriedigung? Zum Sex werden wir später kommen, widmen wir uns zunächst dem Hauptthema dieses Buches, der Masturbation.

Abneigungen gegen den Solosex

Ein Orgasmus ist gewissermaßen wie Fahrradfahren oder eben das Spielen eines Instrumentes. Manche Leute tun sich schwerer damit als andere, und wenn sie nicht motiviert genug sind, es weiter zu versuchen, bis sie es können, werden sie es nie lernen. Nun kann es ja sein, dass ihr noch nie versucht habt zu masturbieren. Aus welchen Gründen auch immer, vielleicht aus Scham-, Ekel- oder Schuldgefühlen. Da kann euch der Verstand noch so sehr beteuern, dass Selbstbefriedigung etwas völlig Natürliches sei. Das Unterbewusstsein wird euch weiterhin klarmachen, dass ihr damit etwas Verbotenes, Schmutziges tun würdet. Unter den Umständen wird euch das Fahrradfahren – also der Orgasmus – in der Tat schwerfallen. Die einzige Möglichkeit, hier rauszukommen, ist, es zu tun. Ja, es klingt wahrscheinlich in euren Ohren völlig absurd. Aber wie sagt man so schön: Die Zeit heilt alle Wunden. Und auch hier ist es so. Ihr könnt euer Unterbewusstsein nur auf diese Art und Weise überlisten: durch Zeit und Übung. Es wird dann von ganz allein merken, dass es Freude und schöne Gefühle bereitet. Am besten nutzt ihr Schritt für Schritt die Techniken, die ich euch im nächsten Kapitel gebe. Der Orgasmus kann dann immer noch folgen. Wichtig ist für euch erst mal, dass ihr überhaupt »Hand anlegt«.

Noch ein zusätzlicher Tipp, der für diejenigen geeignet ist, die sagen: »Yeah, ich will endlich etwas gegen meine anstößigen Gedanken tun!« Versucht bitte nicht, eure Gefühle zu unterdrücken oder zu bekämpfen.

Gefühle sind niemals trivial und wollen wahrgenommen werden. Sie treten aus ganz bestimmten Gründen situationsbedingt in uns auf und wollen uns oftmals instinkthaft vor etwas Bestimmtem schützen, beispielsweise vor Leid. Auch die unangenehmen Gefühle bezüglich der Masturbation verfolgen diesen tieferen Sinn.

Wovor sie uns im Einzelfall schützen wollen, lässt sich nur individuell sagen, aber meist geht es um unsere Urangst vor dem Tod und um die Angst, ausgegrenzt zu werden. Viel wichtiger als der dahinterstehende Grund ist aber der richtige Umgang mit diesen Gefühlen. Eine gute Möglichkeit, negative Ansichten zu neutralisieren, ist es, die damit zusammenhängenden Gefühle total zu übertreiben. Schließlich wollen die Gefühle, wie ein Loop, ausgelebt und dann beendet werden. Andernfalls hindern sie uns immer weiter daran, unser volles Potenzial zu leben. Sie lähmen uns regelrecht und sorgen dafür, dass wir weniger lustvoll und leidenschaftlich sind, uns schwerer fallen lassen können. Daher möchte ich euch eine Übung vorstellen, die euch zum Übertreiben von Gefühlen einlädt. Freut euch darauf, denn euer schauspielerisches Talent ist nun gefragt.

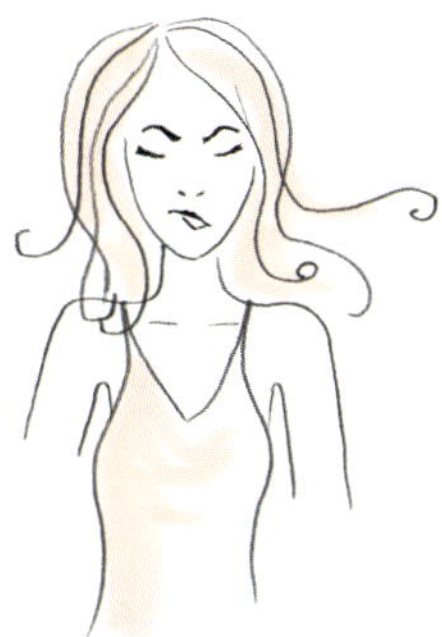

Übung 9

Wenn du das nächste Mal Hand anlegen möchtest und negative Gedanken kommen, lass zunächst diese Gedanken und Gefühle zu. Du masturbierst dann so, wie es dir gefällt, und suhlst dich währenddessen in deinen Gefühlen der Abscheu. Mach dazu die Geräusche und die Bewegungen, die dich so sehr stören. Übertreibe, so sehr du kannst, alle aufkommenden Gefühle.

Ich kann dir versprechen, dass die Gefühle durch die Absurdität der Situation allmählich immer harmloser werden und an Wirkung verlieren.

Es dauert zu lange

Kommen wir nun zu denjenigen unter euch, die es mit der Masturbation ein paar Mal ausprobiert haben, aber resigniert wieder aufgegeben haben. Vielleicht habt ihr ja auch bereits angenehme Gefühle und Lust verspürt oder sogar den ein oder anderen Orgasmus erlebt. Nur es dauert euch einfach zu lange und es ist für eure Begriffe zu mühsam. Erst mal: So geht es einigen Frauen. Sie haben Erfahrungen im Masturbieren, sind aber mit der Zeit zu dem Schluss gekommen, dass sie ein hoffnungsloser Fall seien und es bei ihnen unendlich lange bis zum Ziel brauche. An der Stelle sei natürlich auch mal die Frage gestattet, ob der Orgasmus tatsächlich *das* Ziel sein muss oder ob die lustvollen Momente mit sich nicht auch »ausreichen« können.

Aber ich kann das schon nachvollziehen! Natürlich möchten wir auch mal zum Abschluss kommen. Sonst haben wir irgendwann das Gefühl zu implodieren. Nur sei euch gesagt, dass der Weg zur Orgasmusfähigkeit teilweise steinig sein kann und Geduld braucht. Es ist eben wie beim Fahrradfahrenlernen: Es braucht Geduld und ist abhängig von verschiedenen Faktoren. Je nach Stimmung, hormonellen Bedingungen und genereller Verfassung gelingt es uns mal schneller und mal dauert es einfach länger. Aber sollten wir aufgrund von »schlechten« Erfahrungen das Masturbieren sein lassen? Ich sage ganz klar: Nein! Wenn wir nicht eine gewisse Zeit für die Selbstbeschäftigung mit der Sexualität aufwenden, werden wir keine guten Ergebnisse erzielen. Für die Zeit sind wir verantwortlich. Bei den meisten Frauen erfordert die Kontaktaufnahme mit ihrer Sexualität Ausdauer.[83]

Ironischerweise wünschen sich viele Frauen längeren und intensiveren Sex mit einem Partner. Doch diese Zeit für sich selbst aufzubringen, gestehen sich nur die wenigsten zu. Viele haben eine bestimmte

Vorstellung davon, wie lange der Weg bis zum Orgasmus dauern sollte. Oft geprägt durch mediale Vorbilder: die Damen, die bereits nach einem kurzen Finger-Intermezzo mit lautem Geschrei explodieren. Das ist, wenn sie nicht schon am äußersten Zenit ihrer Erregung waren, gelinde gesagt absoluter Schwachsinn! Soll ich euch etwas verraten, auch wenn ich damit gewissermaßen spoilere? In dem bereits genannten Film »In guten Händen« sorgt sich der Arzt ja intensiv um seine Patientinnen. Welch Wohltäter, nicht wahr? Genau genommen *besorgt* er es ihnen reihenweise mit der Hand bis zum Orgasmus. Der Film zeichnet meiner Ansicht nach ein realistisches Bild davon, wie lange eine solche »Behandlung« dauern kann: Die immer wieder eingeblendete Uhr deutet auf eine Zeitspanne von einer Dreiviertel- bis einer ganzen Stunde hin. Und ich denke nicht, dass sich der Herr Doktor dabei ungeschickt angestellt hat, ganz im Gegenteil! Allein für diesen Realismus verdient der Film einen Oscar, findet ihr nicht?

Gebt nicht auf und bleibt dran! In diesem Zusammenhang kann es sehr hilfreich sein, echte Qualitätszeit mit sich selbst zu vereinbaren. Zeit, in der ihr nicht gestört oder durch äußere Umstände abgelenkt werdet. Häufig hapert es nämlich allein an dem Umstand, dass wir uns selbst nicht die geringste Zeit und Aufmerksamkeit zugestehen. Doch ganz ehrlich: Wer ist die wichtigste Person in euerm Leben? Ja, genau: Ihr selbst!

Ich spüre nichts

Ähnliches gilt auch für die Frauen, die beklagen, bei der Masturbation nur wenig bis gar nichts zu spüren. Euch würde ich bitten, einmal das Empfinden mit euren Erwartungen zu vergleichen. Spürt ihr wirklich nichts oder nur nicht das, was ihr erwartet habt? Ihr könnt es einmal testen, indem ihr das Gefühl einer Berührung an eurer Klitoris mit dem am Knie vergleicht. Spürt ihr einen Unterschied? Gut so, weitermachen! Oftmals erwarten wir, etwas anderes zu spüren als das, was wir in diesem Moment eben empfinden. Indem wir uns ständig auf das konzentrieren, was nicht vorhanden ist, können wir die Gefühle, die tatsächlich existieren, aus dem Blick verlieren.

Es ist eine gute Idee, sich auf das zu konzentrieren, was tatsächlich passiert. Auch wenn dieses Kapitel dem Orgasmus gilt, so suchen wir anfangs Informationen über uns selbst und nicht den sofortigen Höhepunkt. Dazu können auch vermeintlich negative Informationen gehören, nämlich die Dinge, die uns nicht erregen. Das ist wichtig und hilft uns dabei, zur Expertin unserer selbst zu werden. Noch mal: Wir sind so unterschiedlich. Lasst uns unser persönliches Regelwerk in unserem individuellen Rhythmus und Tempo erschaffen. Wenn ihr an dieser Stelle hellhörig geworden seid, möchte ich auch euch das nächste Kapitel ans Herz legen, damit ihr Schritt für Schritt und ohne Druck einem Orgasmus näher kommt.

Ich komme nur auf eine Art

Bleiben noch die Damen unter euch, die sich erfolgreich selbst zu einem Orgasmus bringen können, aber nur auf eine einzige Art und Weise. In meiner Teddyzeit gehörte ich ebenfalls zu dieser Sorte. Was war mein Learning? Richtig: Ich habe mir mit der Zeit andere Spielarten und Wege der Befriedigung beigebracht. Und dies ebenfalls mit Geduld und Ausdauer. Es kann dabei helfen, auch andere Teile des Körpers in die Stimulation einzubeziehen, nicht nur die Genitalien. Auch die Innenschenkel, die Brüste und der Analbereich sind äußerst empfindsame Bereiche, die sich über eine aufmerksame Berührung freuen. Hier gilt ebenfalls: Probieren geht über Studieren. Am besten findet ihr selbst heraus, welche Körperstellen auf welche Art von Stimulationen am besten reagieren.

Der Vorteil dabei ist, dass sich die Erregung nicht nur auf einen Bereich beschränkt, sondern sich auf den gesamten Körper ausweiten kann. Viele Frauen berichten dann von einem wesentlich intensiveren Orgasmuserleben. Auch die Vulva und Vagina verfügen, wie wir aus Kapitel vier wissen, über verschiedene erregbare Zonen. Die Klitorisspitze wird bei der Masturbation am häufigsten einbezogen. Durch Reiben wird sie dann so lange gereizt, bis sich ein Höhepunkt einstellt. Doch auch hier lohnen sich alternative Stimulationsarten, wie Drücken, Klopfen oder Umkreisen, genauso wie auch verschiedene Gegenstände eine Abwechslung verschaffen können. Warum nicht auch mal eine sanfte Feder, ein weiches Tuch, den Duschstrahl oder ein Toy benutzen? Sie bringen Abwechslung in eingefahrene Stimulationsmuster und können so auch altbekannte Wege zum Orgasmus aufbrechen.

STOPP-TECHNIK

An dieser Stelle möchte ich euch die Stopp-Technik vorstellen, die dabei helfen kann, den eigenen Körper in seiner Erregung zu überlisten. Stellt sie euch ähnlich vor wie den Stopp-Tanz, den ihr sicher noch aus eurer Jugend kennt. Die Musik läuft, alle tanzen, dann stoppt sie plötzlich und alle müssen augenblicklich stehen bleiben und dürfen sich nicht mehr rühren.

Ihr masturbiert also zunächst so, wie ihr es gewohnt seid, bis ... stopp! Nun aber nicht wie beim Stopp-Tanz einfrieren, sondern eine andere Position und Technik wählen und von Neuem beginnen. Ihr masturbiert so weiter bis kurz vor den Höhepunkt ... und stoppt wieder. Sucht euch erneut eine andere Position und Technik und stimuliert euch weiter, bis ... stopp! Prinzip verstanden? Ihr wechselt so oft die Position und Technik, bis ihr wenigstens fünf Mal fast gekommen seid. So verhindert ihr, dass euer Körper immer auf die gleiche Art und Weise zum Orgasmus kommen will, und gewöhnt ihn an unterschiedliche Stimulationsmuster.[84]

Nicht erwähnt wurden bis hierhin vaginale Masturbationstechniken. Viele Frauen schwören auf die gleichzeitige Reizung des vaginalen und klitoralen Bereichs. Sie nehmen dazu ihre Hände, Toys oder andere Gegenstände zu Hilfe. Falls ihr damit noch keinerlei Erfahrungen gemacht habt, kann dies ein interessanter Blick über euren Orgasmustellerrand sein. Dadurch erweitert ihr euer persönliches Repertoire an Stimulationstechniken und ebnet neue Wege zum Orgasmus. Denken wir noch mal zurück an unsere ursprüngliche kindliche Neugier und Lust zu experimentieren. Mit ihr haben wir die Welt entdeckt und immer mehr begriffen. Dieses Bild im Kopf hilft uns auch beim Erforschen des eigenen Körpers und der eigenen Lust. Findet heraus, welch sexuelles Wesen in euch steckt. Ihr werdet erstaunt sein, was da alles in euch schlummert.

Ich komme beim Masturbieren, aber nicht beim Sex

Widmen wir uns nun den Orgasmusschwierigkeiten beim Sex. Für mich persönlich sind die Probleme so selbstverständlich wie das Amen in der Kirche. Doch mein Verständnis bringt den betroffenen Frauen erst mal wenig, denn sie leiden meist sehr unter der Sache und suchen nach Lösungsansätzen. Das Wort, das Frauen in diesem Kontext am häufigsten benutzen, ist »frustriert«. Sie denken, es läge an ihnen und ihren körperlichen Gegebenheiten. Die Männer auf der anderen Seite machen sich übrigens mindestens genauso viele Gedanken. Auch sie fühlen sich unzulänglich, weil sie mit ihrem Penis nicht die gleichen Resultate erzielen können wie die Frau bei der Selbstbefriedigung.

Die gute Nachricht ist: Ihr könnt das verändern! Die schlechte Nachricht ist: Ihr müsst etwas dafür tun. Kommen wir zunächst zu den physischen Gegebenheiten, die beeinflussen, ob wir die Plateau- und schließlich die Orgasmusphase erreichen. Ich erkläre es mal so, wie ich es schon Jugendlichen in meinen Aufklärungsvideos vermittelt habe: leicht verständlich und direkt umsetzbar.

Körperliche Faktoren

Dank der anatomischen Grundlagen wissen wir nun unter anderem drei Dinge ganz gewiss: erstens, dass die Vagina eher auf Druck als auf Reibung reagiert, zweitens, dass sich der empfindsamste Bereich im ersten Drittel des Muskelschlauchs befindet, und drittens, dass das Homologon des männlichen Penis bei der Frau die Klitoris ist. Beim Sex, genauer gesagt der Penetration mit dem Penis, wird in der Regel eine Rein-raus-Bewegung durchgeführt. Sie erzeugt Reibung und das bewirkt wiederum zweierlei: Die Klitorisspitze erhält dadurch wenig Stimulation und die Vagina fühlt sich kaum angesprochen, weil ihr die Bewegungsart nicht zusagt. Was können wir daraus ableiten? Genau: Findet Sexpositionen, die eure Klitoris mehr einbeziehen und bei denen mehr Druck als Reibung entsteht. Manche Frauen verfügen von Natur aus über eine Klitorisspitze, die nah am Eingang der Vagina sitzt. Sie haben den anatomischen Vorteil, dass ihre Klitoris auch während der Penetration intensiv gereizt werden kann. Natürlich wissen wir auch, dass ein großer Teil der Klitoris durchaus beim Vaginalsex beteiligt ist, da ihre inneren Anteile rund um die Vagina reichen. Doch trotzdem ist es für viele Frauen einfacher, einen Orgasmus über die Klitorisspitze zu erlangen als über die inneren Anteile. Wie aber auch die gesamte Klitoris mehr beim Sex einbezogen werden kann, erfahrt ihr im Kapitel zum Beckenboden.

CAT-TECHNIK

Nun möchte ich euch eine Sexposition vorstellen, die hohe Erfolgschancen verspricht, als Frau einen Orgasmus beim Sex zu erleben. Es ist eine Variante der Missionarsstellung, mit der ich selbst beste Ergebnisse erzielt habe und die ich deswegen gern weitergebe. Inzwischen gibt es sogar eine offizielle Bezeichnung für diese Stellung, und zwar CAT (steht für »Coital Alignment Technique«), weil auch die Wissenschaft herausgefunden hat, wie nützlich sie sein kann.[85] Die Frau liegt in dieser Stellung unten, auf dem Rücken, mit möglichst ausgestreckten und eng zusammengehaltenen Beinen. Der Mann befindet sich über ihr und stützt sich auf den Ellbogen ab, um möglichst viel Körperkontakt herzustellen. Er dringt vorsichtig in die Frau ein und beginnt, sich sanft zu bewegen: Aber anstatt zu stoßen, schiebt er sein Becken über das der Frau. Beide drücken sich dabei fest aneinander, sodass eine fließende Wellenbewegung der Körper entsteht. Dadurch können Schambein und Peniswurzel des Mannes die Klitoris der Frau wunderbar stimulieren. Außerdem kann die Bewegung langsam und mit Druck ausgeführt werden, während das untere Drittel der Vagina ideal angesprochen wird, weil der Penis ohnehin nicht so tief eindringen kann. Es werden also gleich drei Fliegen mit einer Klappe geschlagen. Und das nur mithilfe von kleinsten Veränderungen einer Sexposition. Übrigens funktioniert diese Stellung auch einwandfrei andersherum. Die Frau befindet sich also in einer weitgehend liegenden Position oben und hat dadurch die volle Kontrolle über Tempo und Druck. Mit der Zeit könnt ihr natürlich auch einzelne Parameter von CAT variieren und zum Beispiel seitliche oder rotierende Bewegungen mit einbeziehen.

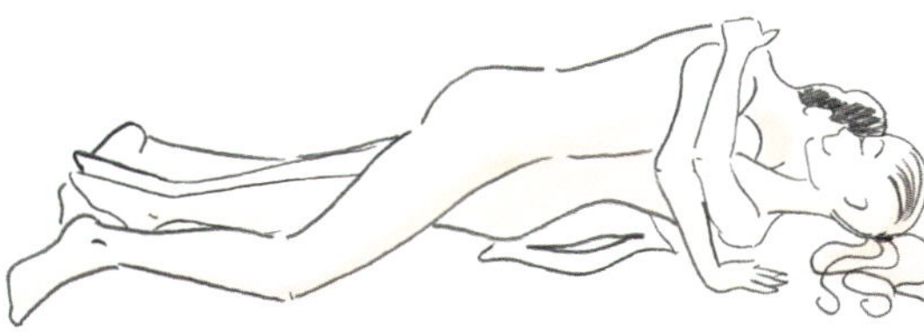

Wenn du die CAT-Technik für dich entdeckt hast und nun lernen willst, in anderen Positionen zu kommen, möchte ich dir zunächst ein paar Fragen stellen. Hast du dich bereits durch Masturbation erfolgreich zum Höhepunkt gebracht? Hast du dabei für dich eine Lieblingsart gefunden, wie du es dir besonders schnell, gut oder befriedigend machst? Wenn du diese Fragen mit einem Ja beantworten kannst, dann ist das super. Vielleicht liegst du ja dabei auf dem Bauch, stützt eine Schulter auf und spannst deinen gesamten Körper an, während du mit einer Hand deine Klitoris stimulierst. Dein Becken bewegst du eher wenig und du hältst deine Augen währenddessen geschlossen ... Es ist nur ein Beispiel. Du kannst ja mal kurz für dich überlegen, wie es stattdessen bei dir aussieht.

Nun gehe ich doch recht in der Annahme, dass sich deine Masturbationstechnik, egal wie sie ausschaut, von der Art, wie du Sex hast, unterscheidet, oder? Ein Partner kommt also hinzu. Erst mal sind die gemeinsamen Bewegungen anders, meist sind mehr Bewegungen im Spiel. Dein Partner fasst dich mit Sicherheit auch anders an als du dich selbst bei der Selbstbefriedigung. Vielleicht härter, vielleicht sanfter. Wahrscheinlich spannst du deinen Körper beim Sex weniger stark an, als du es von der Masturbation gewohnt bist. Schließlich nimmst du auch andere Positionen ein, bei denen deine Muskeln unterschiedlich gefordert werden. Eventuell ist deine Vagina feuchter oder auch weniger feucht, als du es von der Selbstbefriedigung kennst. Du hast vielleicht keine Hand frei, mit der du dich zusätzlich stimulieren kannst. Oder, oder, oder ...

Du siehst an diesen paar Möglichkeiten, wie mannigfaltig die Unterschiede zwischen Masturbations- und Sexerleben sein können. Das kann bedeuten, dass es auf einmal nicht mehr so läuft, wie du es kennst. Umso wichtiger also für dich, genau zu wissen, wie Lust und Erregung bei dir funktionieren. Falls du deine Vulva und Vagina also noch nicht näher kennengelernt hast, dann wird es jetzt höchste Zeit, dass sich das ändert. Deine Lektion zum Üben findest du in Kapitel sechs.

Eine Sache kann ich dir aber schon mal verraten: Der Schlüssel liegt in den Bewegungen, die sich in deiner Masturbation verändern werden. Es geht dabei nun nämlich darum, eine möglichst ähnliche Situation zu kreieren wie beim Geschlechtsverkehr. Mit insgesamt mehr Bewegungen aus dem Becken, weniger Anspannung des Körpers und einer tieferen Atmung. Dadurch ist es dir möglich, die Erregung im ganzen Körper auszubreiten und nicht nur auf einen Bereich zu begrenzen. Hierzu möchte ich dir gern einen kleinen

Selbstversuch nach Ann-Marlene Henning vorstellen, der dir den Unterschied von An- und Entspannung direkt klarmacht.

Selbstversuch: Mach mit deiner rechten Hand eine Faust und spann deinen rechten Arm im gleichen Moment bis in die Schulter, so fest es geht, an. Halte die Anspannung und streichle dann mit der linken Hand deinen rechten Arm. Wie fühlt sich die Berührung für dich an? Wo spürst du sie? Möchtest du weiter und intensiver gestreichelt werden? Nachdem du diese Fragen für dich beantwortest hast, kannst du die Spannung lösen. Jetzt ist dein linker Arm dran. Du legst ihn so entspannt wie möglich auf deinem Bauch oder Oberschenkel ab. Streichle dann mit der rechten Hand den linken Arm und spüre den Unterschied. Beantworte die gleichen Fragen.

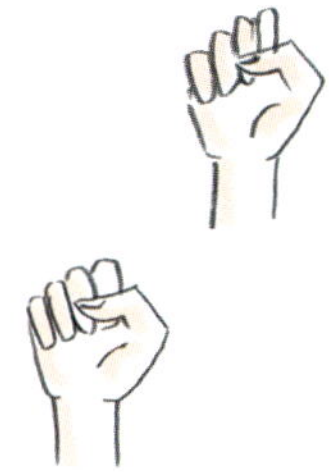

In der Regel wird ein deutlicher Unterschied zwischen den Berührungen des angespannten und des entspannten Arms wahrgenommen. Während beim angespannten Arm wenig und eher punktuell gespürt wird, wird die Berührung des lockeren Arms wesentlich angenehmer und intensiver empfunden. Viele beschreiben hier ein Gefühl, das sich bis in den Nacken ausbreitet.

»ATMEN UND AUSBREITEN«-TECHNIK

Die Ergebnisse deines Selbstversuchs kannst du auch direkt beim Sex anwenden und erweitern. Lass dich beim Vorspiel am ganzen Körper berühren und atme dabei gleichmäßig in den Bauch ein und aus. Bewege deinen Körper, wenn du möchtest, mit dem Rhythmus der Berührungen. Du kannst währenddessen deine Arme ausbreiten, deinen Oberkörper aufbäumen oder dein Becken kreisen lassen. Dadurch kannst du dir zusätzlichen Genuss verschaffen, weil deine Zellen durch die Extraportion Sauerstoff zu mehr Leitungs- und Leistungsvermögen angeregt werden. Auf diese Art lässt sich die Erregung im ganzen Körper verteilen.[86] Bitte deinen Partner, nun auch deine Genitalien zu berühren, und atme dabei weiter tief in den Bauch. Lass die Erregung in deinem Körper immer weiter wachsen, bis ihr schließlich zum eigentlichen Sex übergeht. Achte auch jetzt weiterhin auf die tiefe, gleichmäßige Atmung ebenso wie auf die Bewegungen deines Körpers. Gut sind beispielsweise Positionen, in denen du oben sitzen kannst, weil du dort viel Raum hast, dich zu bewegen. Hier kannst du deinen Oberkörper dann rhythmisch vor- und zurückbewegen. Wenn du zwischendurch die Konzentration oder Lust verlierst, ist das nicht schlimm. Dann hört ihr entweder auf oder macht nach einer Pause weiter. Aber mit der Zeit wirst du merken, dass die gesteigerte Erregung in deinem gesamten Körper nicht mehr zu bändigen ist und ein Ventil suchen wird, wahrscheinlich im Orgasmus.

Psychische Faktoren

So weit, so gut der rein körperliche oder technische Erklärungsversuch, warum ein Orgasmus beim Sex bislang ausblieb. Kommen wir nun zu den psychischen Hintergründen, die einen großen Einfluss auf unser Lust- und Erregungsempfinden haben können. Es gilt als Tatsache, dass unser Bewusstsein einen Orgasmus verhindern kann, egal ob beim Sex oder bei der Masturbation. Wir holen uns nochmals das Wort »frustriert« ins Gedächtnis, denn es gibt einen wichtigen Umstand, an den dieser Begriff gekoppelt ist. Frustration tritt immer auf die Lustbremse und das Erleben eines Orgasmus rückt dadurch in weite Ferne. Dies legt die Vermutung zugrunde, dass es auch in der Psyche Beschleuniger und Hemmer von Lust und Erregung gibt. Und genau so ist es auch. Der Grad unserer sexuellen Erregung hängt immer davon ab, wie sehr unser sogenanntes Gaspedal und wie wenig unser Bremspedal stimuliert wird.

Bei einigen von uns sind die Beschleuniger, bei anderen die Hemmer feiner justiert. So können Erstere bereits beim Eislutschen erregt werden, während Zweiteren beim Anblick von getragenen Socken sofort die Lust vergeht. Es gibt aber auch Mischformen, bei denen sind die Gas- und Bremspedale ebenso empfindlich beziehungsweise unempfindlich gegenüber Reizen. Ebenso wie Intro- und Extrovertiertheit gehören auch die individuellen erotischen Empfindlichkeiten zur Grundausstattung eines Menschen. Ja, ganz recht: Wir alle verfügen mehr oder weniger beständig über jene Gas- und Bremspedale, nur sind die jeweiligen Ausprägungen völlig unterschiedlich.

Das kann einerseits Trost spenden und zeigt andererseits mal wieder, dass der eine Hut eben nicht jeder von uns passt. Trotzdem werdet ihr euch jetzt sicherlich fragen, wie ihr die Frustration abstellen könnt, richtig? Falls ihr zu den Personen mit feinem Bremspedal gehört, gestaltet sich das Justieren schwieriger. Schließlich ist die Frustration dann ein logisches Resultat auf euer vorangegangenes Verhalten – das Bremsen. Hattet ihr beispielsweise die Erwartung eines Orgasmus, dann habt ihr euch die ganze Zeit über so sehr unter Druck und Stress gesetzt, dass eure Lust blockiert wurde. Dann könnt ihr noch so sehr an euerm Gaspedal rumdoktern und versuchen zu beschleunigen – es wird nicht funktionieren, solange eure Bremsen angezogen sind. Übrigens ist eine empfindliche Bremse, völlig unabhängig vom Gaspedal, der stärkste Faktor für sexuelle Probleme aller Art, sei es geringes Interesse an Sex oder Erregungs- und Orgasmusschwierigkeiten.[87]

Was also jetzt tun? Nun, solange wir den Orgasmus zu unserem Ziel machen, bleiben wir in der Stress-Frustrations-Spirale gefangen. Das betätigt nonstop unsere Bremsen und deshalb gilt es hier anzusetzen: Die richtige Stimulation in einem Kontext, der die Abturner abschaltet, das ist der goldene Weg. Anstatt eines Orgasmus sollten wir viel eher die Lust selbst als unser Ziel definieren. Das entlastet uns davon, etwas Bestimmtes erreichen zu müssen. Vielmehr sind wir schon am Ziel, sobald wir Lust empfinden. Wenn ihr euch manchmal oder immer mit einem Orgasmus schwertut, empfehle ich euch die Selbstbefriedigung. In Kapitel sechs bekommt ihr eine Schritt-für-Schritt-Anleitung, mit der ihr die Fähigkeit trainieren könnt, zunächst allein und später auch mit Partner einen Orgasmus zu haben.

Vielleicht braucht ihr auch, unterbewusst, die Legitimation zur Selbstbefriedigung. Wie ich bereits erwähnt habe, gestehen sich viele Frauen eine echte Qualitätszeit mit sich selbst kaum zu. »Dafür habe ich keine Zeit« oder »Ich habe einfach keine Lust darauf« sind die häufigsten Antworten meiner Klientinnen. Falls ihr an dieser Stelle eine kleine Zuckung in euerm Inneren bemerkt, kann ich euch versichern: Die Zeit ist da und ihr seid es mehr als wert, dass ihr euch diese Zeit schenkt! Damit habt ihr schon die Legitimation. Vereinbart einen mindestens einstündigen Termin mit euch und tragt ihn wirklich in euren Kalender ein. Nehmt den Termin wahr und schenkt euch die Aufmerksamkeit, die ihr euch so lange nicht mehr zugestanden habt. Vertraut mir! Ihr werdet es mir, aber vor allem euch selbst danken.

Der Stellenwert der Fantasie

Nun noch eine letzte Sache zum Thema Orgasmus und damit kommen wir zu einem wichtigen Punkt der menschlichen Sexualität. Für viele ist es deshalb leichter, durch Selbstbefriedigung zum Orgasmus zu kommen, weil die Fantasien dann frei und ungehemmt sein können. Ja, unsere Fantasie ist Gold wert. Ich möchte nicht mal ausschließen, dass auch Tiere bei der Selbstbefriedigung an irgendetwas Angenehmes denken. Fest steht zumindest, dass sie sich selbst vergnügen: beispielsweise Affenweibchen mit selbst gemachten Dildos aus Stöcken oder Affenmännchen im trauten Kreis ihrer Sippe. Auch von Delfinen, Elefanten, Bären und anderen Tierarten ist bekannt, dass sie masturbieren.[88]

Zurück zur Fantasie. Bei der Masturbation erlauben wir uns in der Regel ganz andere Gedanken, als wir das beim Sex tun. Wenn wir unter uns sind, dürfen die Fantasien auch gern mal schmutzig oder pervers sein. Sie bringen Spaß, heizen uns an und bescheren uns prächtige Orgasmen. Sex mit dem Nachbarn, Chef oder Angestellten? In der Fantasie kein Problem, denn da ist alles möglich. Trotzdem haben viele Frauen Schuldgefühle, ebendiese Fantasien auch beim Sex zuzulassen. Sie betrachten es als Untreue, wenn sie während des Geschlechtsaktes an jemand anderen denken. Dann schelten sie sich und verwehren sich die Freiheit, beim Sex zu fantasieren. Sie glauben, das würde bedeuten, dass sie ihren Partner für unzureichend halten. Sie erwarten, dass doch allein der Partner und der Sex mit ihm zur Erregung ausreichen müsse. Die Wahrheit ist aber, dass wir alle diese Fantasien haben und dass sie vollkommen okay sind. Insbesondere in Langzeitbeziehungen wird die Nacktheit des Partners nicht zwingenderweise mit Sexualität und Begehren in Verbindung gebracht. Und zwar auf beiden Seiten. Eben weil die Fantasie ein so wesentlicher Faktor bei der Masturbation wie beim Sex ist, widme ich ihr später ein ganzes Kapitel. Dort werde ich auch die beliebtesten Frauenfantasien vorstellen, die euch als willkommene Inspirationsquelle dienen können.

Wir haben jetzt erfahren, dass es unterschiedliche Ursachen geben kann, warum es mit dem Orgasmus bislang nicht oder eher schlecht als recht geklappt hat. Es sollte klar geworden sein, dass das mühelose und flexible Masturbieren einen entscheidenden Schritt auf dem Weg zum Erfolg darstellen kann. Erst wenn wir eine vielseitige Masturbation beherrschen, kennen wir die Welt unserer sexuellen Reaktionen. Nur wenn wir wissen, wie wir uns selbst Lust und Vergnügen bereiten können, werden wir dieses Glück auch gemeinsam mit einem Partner erleben können.

Genau wie das Erlernen eines Instrumentes oder einer neuen Sprache kann auch das Solosex-Training Zeit in Anspruch nehmen. Wir lernen dabei, uns in verschiedenen Situationen zum Orgasmus zu bringen, sodass wir beim Sex flexibler reagieren können. Ich habe es in diesem Buch schon oft angedeutet und werde es an dieser Stelle wieder tun: Am leichtesten und besten lernen wir spielerisch. Mit einer gesunden Portion Neugier und Abenteuerlust. Also scheut euch nicht, euch auszuprobieren und wagemutig zu sein. Das Gute ist: Ihr könnt nichts verlieren, sondern nur dazugewinnen. Im folgenden Kapitel möchte ich euch unterschiedliche Wege zum Orgasmus aufzeigen, die ihr selbstständig betreten und für euch entdecken könnt.

Masturbieren hilft

Sicherlich mag das Motto »Übung macht den Meister« abgedroschen klingen, aber es behält recht. Wenn ihr bislang noch keinen Orgasmus hattet, mag euch folgende Statistik beflügeln, die beweist: Masturbation funktioniert. In Studien mit Frauen, die noch nie einen Orgasmus hatten, erreichten 60 bis 90 Prozent allein oder mit einem Partner einen Höhepunkt, nachdem sie vorher fünf bis sieben Wochen regelmäßig trainiert hatten.[89] Dieses Training wird euch wahrscheinlich kein Doktor dieser Welt ernsthaft verschreiben, aber hier bekommt ihr es einfach so und ganz ohne Rezept. Nur eine Sache noch mal vorweg: Befreit euch davon, das Ziel »Orgasmus« zu verfolgen, sondern konzentriert euch viel eher auf eure Lust und die Techniken, die euch gefallen.

Das von mir hier vorgeschlagene Training umfasst zwei Technikfolgen, die sich wiederum in aufeinander aufbauende Sessions gliedern. Auch die einzelnen Techniken knüpfen aneinander an. Mit Technikfolge A erlernt ihr, wie ihr überhaupt zu einem Orgasmus kommen könnt. Technikfolge B zeigt euch dann verschiedene Variationen auf, die nach konsequentem Üben auch zu einem Orgasmus bei der Penetration führen können. Probiert sie alle in der bekannten Entdeckermanier aus und habt Spaß dabei!

Allen Techniken liegen die folgenden vier Voraussetzungen zugrunde, ohne die ein Training in Richtung Orgasmus (bei der Penetration) nahezu aussichtslos ist.

- Ein ausreichend großer Zeitrahmen von mindestens 30 Minuten pro Session. Diesen Zeitrahmen solltet ihr euch mindestens dreimal wöchentlich für die nächsten sechs Wochen einräumen. Am besten fixiert ihr hierzu verbindliche Me-Time-Dates in eurem Kalender.
- Eine wache mentale Verfassung. Wählt also eine Zeit, in der ihr nicht allzu müde seid und euch in einer guten Stimmung befindet, zum Beispiel geduscht nach dem Sport (zudem ergibt sich durch den bereits angeregten Kreislauf dann eine erhöhte Chance auf einen Orgasmus).
- Eine ungestörte und behagliche Umgebung, in der ihr euch wohl und sicher fühlt und ohne Ablenkung von außen den Sessions nachgehen könnt.
- Warme Füße, denn in einer Studie konnte man herausfinden, dass kalte Füße für einen Orgasmus äußerst kontraproduktiv wirken können.[90]

Außerdem empfiehlt sich eine tiefe und gleichmäßige Atmung, um die Erregung im Körper konstant zu verteilen. Achtet also während jeder Session auf eure Atmung und versucht, stets in den Bauch zu atmen. Sobald ihr merkt, dass ihr die Luft anhaltet oder anfangt, flacher zu atmen, nehmt ihr das neutral zur Kenntnis und entspannt die Bauchmuskeln wieder, um erneut tief und bewusst atmen zu können.

Technikfolge A: Den Orgasmus erlernen

WOCHE 1 BIS 2

Berühre deinen gesamten Körper und spüre genau nach, wie sich das anfühlt. Berühre deine Hände und Arme, deine Füße und Beine, deinen Hals und deinen Kopf. Verbringe die erste Session ausschließlich damit, diese Körperstellen zu erkunden und zu entdecken, wie sich die Berührungen dort anfühlen.

Beziehe in den kommenden Sessions nach und nach auch sensiblere Körperstellen mit ein: Bauch, Brüste und die Innenseiten der Oberschenkel. Spüre auch hier wieder genau, wie sich die Berührungen anfühlen.

WOCHE 3 BIS 4

In diesen Sessions stimulierst du deine Klitoris indirekt. Zunächst schenkst du ihr einfach nur deine ungeteilte, liebevolle Aufmerksamkeit. Du berührst sie noch nicht, sondern denkst nur an sie. Beobachte dabei deine heraufkommenden Gefühle, lass sie kommen und wieder gehen. Um noch mehr Zugang zu diesen Gefühlen zu erhalten, kannst du im Laufe der Zeit auch dein Becken bewegen: entweder vor- und zurückschaukeln oder die Hüften kreisen lassen.

Sobald du dich dazu bereit fühlst, kannst du zur indirekten Stimulation mithilfe deiner Hand übergehen. Dazu kannst du zum Beispiel deine Schamlippen vorsichtig zwischen Daumen und Zeigefinger nehmen und hin und her bewegen. So wird ein Zug auf die Klitorisvorhaut oder Druck auf die Klitoris ausgeübt. Ich nenne diese Übung auch liebevoll »Hamburger«.

Alternativ kannst du eine Handfläche auf deinen Venushügel legen und diesen sanft nach oben schieben. Dadurch erzeugst du ebenfalls einen Zug auf die Haut und Druck auf die Klitoris. Du kannst hier mit unterschiedlichem Druck, verschiedenen Tempi und Bewegungen arbeiten. Von sanft bis stark, langsam bis schnell und klein bis ausschweifend. Probiere verschiedene Arten und spüre wieder genau hin, wie sich die Stimulationen für dich anfühlen.

WOCHE 5 BIS 6

Jetzt wirst du die direkte Stimulation deiner Klitoris kennenlernen. Da dies die meisten als sehr, manchmal auch zu intensiv wahrnehmen, ist eine vorherige indirekte Stimulation sinnvoll. Du kannst einfach mit einer Session der vorherigen Wochen beginnen und dann zur direkten Berührung übergehen. Am besten nimmst du etwas Gleitgel hinzu, das fühlt sich gleich wesentlich geschmeidiger an.

Indem du den Venushügel mit einer Hand sanft nach oben schiebst, kannst du deine Klitoris freilegen. Berühre dann vorsichtig mit einigen Fingerballen deine Klitorisspitze. Du kannst die Fingerballen ganz leicht über die Spitze tänzeln lassen oder auch zart vor- und zurückbewegen. Spiele auch hier mit dem Tempo, dem Druck und unterschiedlichen Bewegungen.

Mit der Zeit kannst du die Klitoris auch sanft zwischen Daumen- und Zeigefingerballen nehmen und sanft reiben, als würdest du eine Prise Salz in den Topf rieseln lassen. Du kannst auch einen oder mehrere Fingerballen unter die Klitoris legen und dann leicht nach oben schnipsen. Beobachte dich und deine Körperreaktionen wieder ganz genau und lass sowohl positive als auch negative Gefühle zu. Richte deine Aufmerksamkeit immer wieder liebevoll auf deine Empfindungen und deine Lust.

Bleib genau bei diesen Empfindungen und gestatte deinem Körper, das zu machen, was er will. Wenn es dir an einem Punkt unwohl wird oder du Angst bekommst, die Kontrolle zu verlieren, dann erinnere dich, dass dir nichts passieren kann. Du kannst dir auch einfach gestatten aufzuhören, wenn es gar nicht mehr geht. Steige einfach neu ein, wenn du dich wieder sicher und wohl fühlst.

Mit der Zeit und Regelmäßigkeit der Sessions wirst du merken, dass Erregung und Spannung im Körper zunehmen. Fährst du dann mit den Bewegungen fort, wirst du plötzlich eine unsichtbare Schwelle überschreiten und einen Orgasmus erleben.

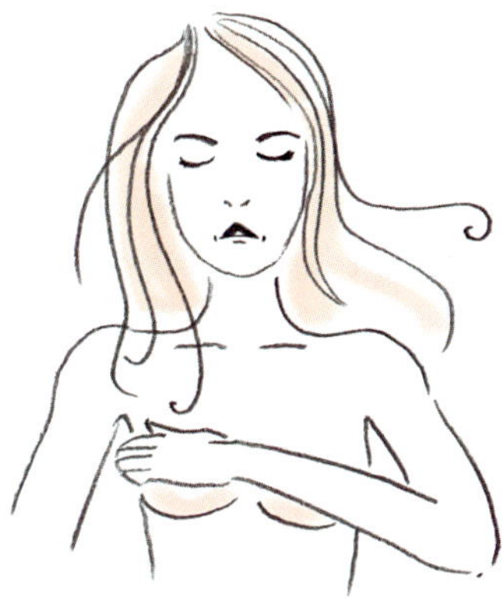

Technikfolge B: Variationen entdecken

WOCHE 1 BIS 2

Stimuliere deine Vulva mit den Händen, während du auf dem Rücken liegst. Finde Druck, Tempo und Bewegungen heraus, die dir gefallen und dich erregen. Variiere deine Sessions, indem du sie mal nackt, mal nur mit einem Slip und mal völlig bekleidet durchführst. Du kannst entweder deine Finger unter den Slip gleiten lassen oder deine Vulva durch den Stoff hindurch stimulieren.

Leg dich rückwärts oder bäuchlings auf dein Bett oder Sofa und nimm dir einen weichen Gegenstand, zum Beispiel ein Kissen oder eine Decke. Wenn du auf dem Rücken liegst, bietet es sich an, den Gegenstand auf deiner Vulva zu bewegen und zu reiben. Liegst du auf dem Bauch, ist es einfacher, wenn du deinen Körper auf dem Gegenstand bewegst. Variiere auch hier die Sessions, indem du sie mal nackt, mal angezogen ausführst.

WOCHE 3 BIS 4

Stimuliere deine Vulva in deinem Lieblingsdruck und -tempo, während du stehst. Du kannst dich dazu an einer Wand anlehnen. Versuche auch hier alle Varianten, sowohl im nackten als auch im halb oder komplett angezogenen Zustand.

Masturbiere mit deinen Händen, während du ein Bad nimmst. Hier kann die vorherige Stimulation mit dem warmen Duschstrahl eine nette Einstimmung darstellen. Mach es dir dann im Sitzen oder auch bäuchlings so bequem wie möglich und stimuliere deine Vulva, so wie es dir am besten gefällt.

WOCHE 5 BIS 6

Leg dir einen Vibrator, Dildo oder ähnlichen *geeigneten* Gegenstand zum Einführen bereit. Du stimulierst dich in deiner Lieblingsposition mit den Händen so lange, bis du kurz vor dem Höhepunkt stehst. In dem Moment führst du den Gegenstand vorsichtig vaginal ein. Stimuliere dich weiterhin klitoral mit den Händen, bis du kommst.

In einer weiteren Session nimmst du wieder einen Vibrator, Dildo oder ähnlichen geeigneten Gegenstand zu Hilfe. Nur dass du ihn diesmal gleich am Anfang einführst und bewegst. Der Gegenstand imitiert dann sozusagen einen Penis. Während du den Dildo in dir bewegst, kannst du dich auch klitoral weiterhin mit den Händen verwöhnen.

Dank Technikfolge B sind wir jetzt so weit, dass wir auch einen Orgasmus bei der Penetration, also beim Sex mit Partner, erleben können. Wir haben uns nun eine so hohe Variationsdichte antrainiert, dass wir nahezu unabhängig von äußeren Ablenkungen oder Störungen sind. Neben den hier angesprochenen könnt ihr natürlich auch eigene Variationen entwickeln. Durch eigens kreierte Rhythmen, längere Sessions, mehrfache oder hinausgezögerte Orgasmen lernt ihr immer mehr Flexibilität kennen und schult so eure Fähigkeit zur Selbstkontrolle.

Bestenfalls fährst du dann fort, indem du zunächst vor und dann gemeinsam mit deinem Partner masturbierst. Das klingt vielleicht im ersten Moment komisch, ist aber so. Die Anwesenheit einer zweiten Person macht schließlich einen gewaltigen Unterschied in unserer Wahrnehmung und der Bereitschaft, uns fallen zu lassen. Insofern bietet es sich einfach an, das Ganze zunächst spielerisch zu üben, bevor es dann in die gemeinsame »Sexpraxis« geht. Meiner Erfahrung nach freuen sich die meisten Partner über den Vorschlag, beim Masturbieren zusehen zu dürfen. Es wird wahrscheinlich eine gewisse Zeit brauchen, bis ihr euch an das Gefühl gewöhnt habt, einen Zuschauer zu haben. Andererseits kann es aber auch eine willkommene Spielart und somit durchaus anregend sein. Zumal ihr im Gegenzug sicherlich auch einiges über die Vorlieben eures Partners herausfinden werdet. Wenn ihr genauere Anleitungen wünscht, wie ein solches Masturbationsduett aussehen kann, dann findet ihr diese im »Kapitel für Partner«. Jetzt kann es eigentlich nur noch darum gehen, den magischen Dreiklang kennenzulernen und schließlich die besten Masturbationstechniken für euch zu entdecken.

6

Im Dreiklang mit sich sein

»Wer einen Unterschied zwischen Leib und Seele macht, besitzt keines von beiden.«

Oscar Wilde

Schon mehrfach kam hier der Vergleich zwischen der Sexualität und dem Spielen eines Instrumentes auf. Es ließen sich auch andere Beispiele finden, wie das Radfahren, die verdeutlichen können, dass wir durch Verständnis und Übung mehr und bessere Skills erlernen können. Es ist, als würden wir nicht einfach nur das Schicksal über unsere Zufriedenheit entscheiden lassen, sondern selbst etwas tun. Da ich zwar kein Instrument außer Blockflöte beherrsche, dafür aber eine große Musikliebhaberin bin, gefällt mir die Parallele zur Musik. Sie fasziniert mich – und das schon seit meiner Kindheit. Jedes Mal, wenn ich meine Großeltern besuchte, sprang ich bereits nach kürzester Zeit die Treppen zum Dachboden hinauf, um die alte Orgel in Beschlag zu nehmen. Dort stellte ich mir dann vor, ich sei eine bekannte Pianistin, die nichts lieber tut, als ihre Künste vor Publikum zu präsentieren. In Wirklichkeit hackte ich willkürlich auf irgendwelche Tasten und bewegte meinen Oberkörper dazu. Aber während eines solchen »Konzertes« fand ich doch eine wichtige Sache heraus: Das Spielen eines einzelnen Tons klingt ziemlich langweilig, während mehrere gleichzeitig gespielte Töne schön, voll und harmonisch klingen. Natürlich immer abhängig davon, welche Töne angeschlagen werden.

Nun bin ich ja bekanntermaßen weder Pianistin noch Musikspezialistin geworden, aber diese Sache lernte ich: Das Zusammenspiel von verschiedenen Tönen ergibt eine Fülle an Klang, der wiederum ganz unterschiedliche Gefühle erwecken kann, zum Beispiel Trauer, Freude oder inneren Frieden. Mein Leben lehrte mich, dass dies auch für andere Bereiche gilt, aber wir wollen vorerst bei der Musik bleiben. Um ehrlich zu sein: Ich weiß nicht, wem die Lorbeeren des Entdeckens gebühren, aber ich verneige mich vor ihm oder ihr, denn er oder sie fand den Dreiklang. In der Musik wird als Dreiklang ein Akkord aus drei verschiedenen Tönen bezeichnet, der harmonisch klingt. Soso, die Harmonie war es also, die damals mein Herz so sehr berührte und dazu führte, dass ich Dreiklänge immer und immer wieder vor mich hin spielte. Harmonie ist es aber auch, was sich aus dem Zusammenspiel der primären Farben und der drei Dimensionen ergibt. Das sind ebenfalls Beispiele dafür, dass eine einzige Komponente weitaus weniger Effekte erzielt als drei gemeinsam. Meiner Ansicht nach verhält es sich mit der Sexualität ähnlich. Im Laufe meiner Arbeit haben sich für mich hier ebenfalls drei Komponenten herauskristallisiert. Deren Konglomerat kann ein harmonisches Zusammenspiel ergeben, vorausgesetzt sie werden, wie in der Musik, bewusst und aufeinander abgestimmt vermischt.

Wir begrüßen also ganz herzlich den sexuellen Dreiklang: das Beckenbodentraining, die Atmung und die Fantasie. Werden sie in der Sexualität (egal ob solo oder partnerschaftlich) gezielt eingesetzt und gefördert, kann das die Grenzen des bislang Erlebten sprengen, das verspreche ich euch. Im Folgenden werde ich näher auf die einzelnen Bausteine eingehen. Vorher möchte ich euch aber noch mit ein paar Rahmenbedingungen vertraut machen, deren Existenz für großartige Soloerlebnisse nicht zu verachten ist. Das Zauberwort für Lust und Erregung heißt: Wohlfühlambiente. Eine stimmungsvolle Atmosphäre ist Voraussetzung dafür, dass ihr vollends entspannen, genießen und den Soloakt zelebrieren könnt. Ein paar Punkte mögen euch selbstverständlich erscheinen, andere sind vielleicht neu und wieder andere in euren Augen eher abwegig. Entscheidet selbst, welche Bedingungen für euch relevant sind und vor allem Genuss versprechen. Hier gibt es kein Richtig und kein Falsch.

Die besten Rahmenbedingungen schaffen

Handy ausschalten

Egal, wie cool euer derzeitiger Klingelton sein mag, im Augenblick der Entspannung und Erregung ist er einfach fehl am Platz. Die aufkommende Erotik wird zum Zeitpunkt des Aufsummens oder Klingelns im Keim erstickt. Also einfach das Handy auf lautlos oder noch besser in den Flugmodus schalten, dann fallen Hingabe und Entspannung wesentlich leichter.

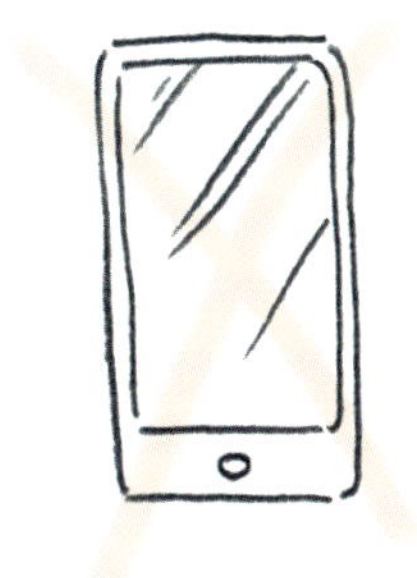

Türklingel blockieren

Mein Briefträger hat den Dreh raus, just in den unmöglichsten Momenten zu bimmeln. Sei es, wenn ich es mir für längere Zeit auf der Toilette gemütlich gemacht habe, gerade mit einem Seufzen in die Badewanne gesunken oder eben erregt in mein Bett gehüpft bin. Auf den Postboten ist Verlass, er scheint es von Weitem zu riechen, dann mit eiligen Schritten meine Haustür anzusteuern und mit einem markerschütternden »Ding-Dong« jeglicher Wohlfühlatmosphäre den Garaus zu machen. Seit ich das weiß, bin ich gewappnet und lege – selbst ist die Frau – für kurze Zeit die Klingelanlage lahm. Manche Dinge können einfach warten.

Vorhänge zuziehen

Seid ihr exhibitionistisch veranlagt, könnt ihr diesen Punkt geflissentlich übergehen und stattdessen zusätzlich alle Fenster aufreißen. Andernfalls bietet es sich an, Vorhänge oder Rollos zuzuziehen, bevor der Solozauber beginnt. Manche Leute wollen ja gar nicht absichtlich spannen, aber eine masturbierende Frau zieht einfach Blicke auf sich, das kann ich euch verraten. Mit Sichtschutz ist es auch einfacher, zu entspannen und Lust aufkommen zu lassen.

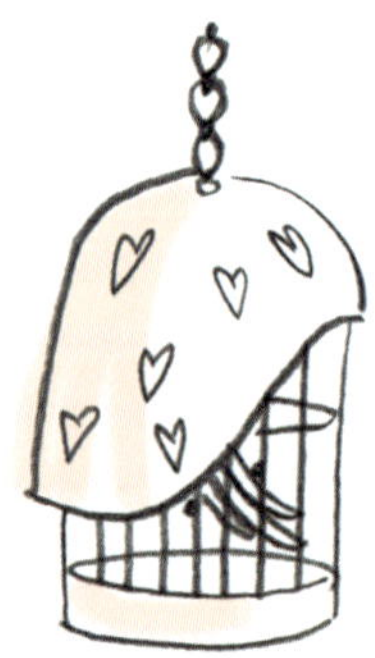

Haustiere anderweitig beschäftigen

Ich vermute stark, dass mein Hund und mein Postbote die gleiche Ausbildung genossen haben oder sich absprechen. Zumindest hat meine Hundedame eine gute Nase für sexuelle Beschäftigungen aller Art. Wie oft sie schon im Augenblick eines Höhepunktes vorbeischaute, kann ich nicht mehr zählen. Doch ich habe dazugelernt und beglücke sie, wenn ich meine Ruhe haben möchte, kurzerhand mit einem Leckerli. Sofern ihr auch ein Haustier besitzt, kann ich diesen Rat nur weitergeben. Es sei denn, ihr steht auf synchrones Gebelle, Gekratze, Miauen oder Angestarrtwerden.

Düfte einsetzen

Kennt ihr das auch? Ein Mensch läuft vorbei und ihr erschnüffelt seine Duftmarke, die unwillkürlich eine erotisierende Wirkung auf euch hat. Es gibt diese emotional besetzten Gerüche, die ganz unterschiedliche Stimmungen in uns hervorrufen können. Sie erinnern uns an etwas Bestimmtes, stimmen uns glücklich, traurig oder eben erregt. Düfte und ihre stimulierende Wirkung sind nicht zu unterschätzen und es gibt so viele, dass man leicht den Überblick verlieren kann. Deshalb habe ich euch ein paar Beispiele für duftende ätherische Öle mitgebracht, die ihr selbst einmal testen könnt.

- Folgende Aromen versprechen eine entspannende und ausgleichende Wirkung: Anis, Citronella, Fenchelsamen, Honigwachs, Kamille, Lavendel, Melisse, Schafgarbe, Zedernholz.

- Diesen Aromen wird wiederum eine sinnliche, erotisierende Wirkung nachgesagt: Cassia, Ingwer, Jasmin, Koriander, Magnolienblüte, Patchouli, Rose, Sandelholz, Ylang-Ylang, Zimt.

Um die Düfte im Raum zu verteilen, bieten sich Räucherstäbchen, Duftkerzen oder Raumsprays an. Wem das zu intensiv ist, der kann auch ein paar Tropfen des entsprechenden ätherischen Öls auf ein Papiertaschentuch träufeln und dieses auf die Heizung oder an eine andere exponierte Stelle legen.

Ein Entspannungsbad nehmen

Meiner Erfahrung nach kann ein Bad oder eine Dusche nicht nur Verspannungen und Stress lindern, sondern dabei auch Platz für Sinnlichkeit und Erregung schaffen. Daraus lässt sich eine wunderschöne Zeremonie entwickeln.

Schon beim Gedanken an einen nackten, beinahe schwerelosen Körper im warmen Nass kann die Vorfreude steigen, findet ihr nicht? Die ideale Badetemperatur liegt übrigens ganz nah an unserer Körpertemperatur bei 36 Grad Celsius, die ideale Badedauer bei ungefähr 20 Minuten. Auch hier können die oben genannten Düfte zum Einsatz kommen, in Form von Badezusatz oder Massageöl. Auf diese Art lässt sich unser Geruchssinn betören und die sexuelle Lust steigern. Denkt auch mal an das Gefühl nach dem Baden: Der warme, weiche Körper, der sich in einen flauschigen Bademantel schmiegt ... ich will auf der Stelle baden!

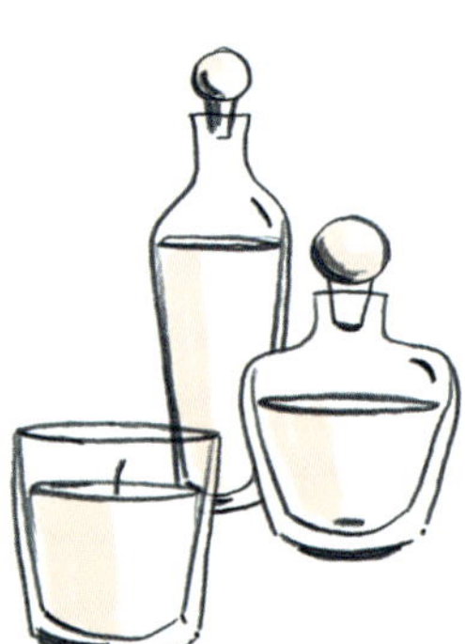

Nun Lauscher auf für diejenigen, die entweder ungern baden oder einfach keine Badewanne besitzen. Ein ähnliches Prozedere lässt sich natürlich auch unter der Dusche veranstalten. Dazu könnt ihr duftende Duschgels, -öle oder Seifen benutzen und euren gesamten Körper damit verwöhnen. Zumal sich der Brausekopf währenddessen durchaus vielseitig einsetzen lässt, aber dazu später mehr.

Nach dem Baden oder Duschen könnt ihr euren Körper auf das, was kommt, weiter vorbereiten. Hierzu lassen sich Massageöle, Lotionen oder Cremes benutzen, je nachdem, welche Konsistenz der Pflege ihr bevorzugt. Seid euch bewusst, dass ihr eurem Körper damit ein großes Geschenk macht, das es zu genießen und zu zelebrieren gilt.

Fingernägel feilen

Macht zunächst einmal den Lippentest und gleitet mit euren Fingernägeln über eure Lippen. Spürt ihr dabei irgendwelche Unebenheiten oder Widerhaken? Dann besser schnell eine Nagelfeile auftreiben und die Fingernägel glatt feilen. Sowohl auf den empfindlichen Stellen der Vulva als auch in Vagina oder Anus können scharfe Fingernägel schmerzhaft sein. Werft außerdem noch einen kurzen Blick unter eure Nägel, denn hier finden sich oft ungebetene Rückstände. So oder so empfehle ich, die Hände vorher gründlich mit warmem Wasser zu waschen. Das hilft nicht nur gegen Schmutz und Bakterien, sondern auch bei kalten Flossen.

Ansprechende Musik hören

Eine Freundin von mir schwört darauf, zur Musik von Barry White zu masturbieren. Sie hörte sie bereits beim Sex mit ihrem Lieblingsliebhaber, weshalb die Musik in ihren Ohren automatisch eine positive und erregende Assoziation auslöst. Andere Frauen bevorzugen Robbie Williams, wieder andere sphärische Klänge oder wiederum

Hardcore-Rock. Auch hier zeigt sich das altbekannte Phänomen: Geschmäcker sind eben verschieden und das ist gut so. Insofern erübrigt sich auch eine Empfehlung oder eine Top Ten der Masturbationshits. Es gibt sie einfach nicht und einige können gar keine Musik gebrauchen und bevorzugen die absolute Stille. Probiert es einfach aus, so könnt ihr in lustvollen, manchmal auch lustigen Selbstversuchen herausfinden, welche Art euch am besten gefällt.

Die Vorlieben sind auch hier von der jeweiligen Stimmung und Tagesform abhängig und deshalb variabel. Nur so viel: Einmal hatte ich, zu reinen Versuchszwecken, versteht sich, eine Schlager-Playlist laufen. Als ich schließlich zu »Das rote Pferd« kam, endete das Ganze in einem hysterischen Lachanfall.

Erotische Literatur lesen

Das Lesen von erotischer Literatur kann die Vorfreude schüren, die Fantasie anregen und ordentlich einheizen. Die meisten werden an dieser Stelle wahrscheinlich an die Romane »Fifty Shades of Grey« denken. Hier mögen sich nun die Geister hinsichtlich des literarischen Anspruchs scheiden, aber fest steht: Sie haben ein Tabu gebrochen und waren deshalb in der ganzen Welt unglaublich erfolgreich. Das Spiel aus Dominanz und Hingabe verpackt in einer Märchenprinz-Geschichte, das gab es so vorher nicht. Doch es gibt auch andere erotische Literatur, fernab der bekannten Kioskschmöker mit ihren unverwechselbaren Titelbildern. Nicht falsch verstehen: Auch diese Literatur fällt in die Kategorie Erotik und soll keineswegs herabgesetzt werden. Alles, was Lust verschafft, ist absolut toll und empfehlenswert. Denn darum geht es: Durch das Lesen von erotischen Geschichten eigene Bilder entstehen lassen, die Fantasie beflügeln und sich Lust verschaffen. Manche werden durch die Fantasie angesprochen, als Protagonistin vom attraktiven Helden verführt zu werden, andere lieben wiederum die Rolle der Domina oder die einer Voyeurin.

Es gibt eine riesige Bandbreite an erotischer Literatur, sodass nahezu jeder Geschmack und Fetisch bedient werden kann. Eine Empfehlung gestaltet sich deshalb ebenfalls, wie bei der Musik, als schwierig. Probieren geht wieder über Studieren. Online könnt ihr euch am besten und vor allem anonym einen Überblick verschaffen. Oft genug gibt es auch Leseproben, sodass ihr vorab entscheiden könnt, ob euch der Schreibstil zusagt. Kleiner Tipp von mir sind Hörbücher. So bleiben euch die Hände frei und ihr könnt ganz entspannt die Wörter in euch aufnehmen und eigene Bilder im Kopf entstehen lassen.

Pornografische Inhalte anschauen

Ebenso wie durch das geschriebene Wort kann die Fantasie auch durch Bilder angeregt werden. Mit Pornos bin ich schon an einigen Stellen hart ins Gericht gegangen. Ich habe deutlich gesagt, dass mir die meist einseitige Darstellung von Frauen als lust- und freudenspendende Objekte ohne eigenen Willen missfällt. Trotzdem muss ich respektieren, dass es dafür offensichtlich immer noch einen großen Markt gibt und die zahlreichen Abnehmer einfach für sich sprechen. Gleichzeitig kann ich anerkennen, dass der Markt für frauenfreundliche Pornografie größer wird und großartige Beispiele für lustvolle Sexualität auf beiden Seiten geschaffen wurden – zumal die Inhalte für die eigene Fantasie nicht zwangsläufig pornografisch sein müssen. Bereits das Anschauen einer bestimmten Person oder einer Liebesszene, ob als Bild oder Film, kann erregend sein. Wenn ihr darüber hinaus noch eine spezielle Empfehlung für ansprechende Frauenpornos haben wollt, dann kann ich euch die Arbeiten von Erika Lust oder Candida Royalle empfehlen. Ihre Filme orientieren sich an typischen Frauenfantasien, beinhalten oft ein längeres Vorspiel und zeigen realistisch wirkenden Sex. Und nein, am Ende wird, entgegen allen Klischees, nicht geheiratet.

Die Rahmenbedingungen sind damit geschaffen, sodass wir uns nun dem Dreiklang widmen können, um ein möglichst harmonisches Spiel entstehen zu lassen. Am leichtesten wird es uns fallen, mit dem Klang zu beginnen, mit dem wir uns schon vertrauter fühlen. Mit der Zeit können wir aber lernen, mit all unseren Möglichkeiten zu spielen. Je feiner unser Dreiklang, desto intensiver unser gesamtes sexuelles Erleben.

Das A und O: Beckenbodentraining

Hands aufs Herz! Wann habt ihr das letzte Mal euren Beckenboden trainiert? Nein, ich möchte euch mit dieser Frage kein schlechtes Gewissen machen, sondern vielmehr darauf hindeuten, dass heute euer Glückstag ist. Ihr werdet nämlich jetzt von der positiven Wirkung einer trainierten Beckenbodenmuskulatur erfahren, sodass ihr wahrscheinlich noch mit dem Buch in der Hand die Übungen durchführen wollt. Heutzutage ist es ja auch kein Geheimnis mehr, dass eine gut trainierte Beckenbodenmuskulatur der Schlüssel zu einer erfüllten Sexualität sein kann. In Frauenzeitschriften und diverser Literatur wird immer wieder auf die Wichtigkeit dieses Körperbereichs hingewiesen. Übrigens gilt dies auch für Männer. Die zentrale Körperregion für den Erregungsreflex ist der Beckenboden, der beim Sex für beide Geschlechter ungemein wichtig ist. Er reagiert äußerst sensibel auf Stress und Störungen, was wiederum zu Verspannungen führen kann. Dadurch wird die Durchblutung reduziert, sodass die Zellen weniger Sauerstoff erhalten und wir als Folge das Gefühl für unseren Beckenboden immer mehr verlieren. An dieser Stelle sollten also alle Frauen aufhorchen, die ein Abgeschnittensein oder einen mangelnden Bezug zum Beckenboden beklagen. Zumal ein verspannter Beckenboden auch zu einer verminderten Lubrikation (vaginale Feuchtigkeit) führen kann.[91]

Genügend triftige Gründe, diesem Thema ein ganzes Kapitel zu widmen, um klarzumachen, welche positiven Resultate mit wenig Aufwand erzielt werden können. Mittlerweile werden auch in den meisten Fitnessstudios spezielle Kurse zum Trainieren des Beckenbodens angeboten. Sie sind eine Antwort auf die hohe Nachfrage von Frauen, die Schwierigkeiten haben, den Harn zu halten (Inkontinenz), und solchen, die gezielte Rückbildungsmaßnahmen nach einer Geburt suchen. Doch darüber hinaus kann durch die Kräftigung des Beckenbodens eben auch das Lustempfinden gesteigert und der Orgasmus intensiviert werden.

Das leuchtet ein, wenn wir uns erinnern, dass sich der PC-Muskel als Hauptakteur der Beckenbodenmuskeln während des Orgasmus zusammenzieht. Je besser er trainiert ist, desto besser kann er arbeiten. Eine logische Verkettung: Ein trainierter Muskel bedeutet verstärkte Kontraktionen bedeutet intensivere Orgasmen. Darüber hinaus pumpt er im trainierten Zustand mehr Blut zum Becken, was großartig für gesteigerte Erregung ist.[92] Während die alten Tantriker schon lange mit diesem Wissen vertraut sind und erkannten, dass der PC-Muskel zur Lenkung von Energie im Körper eingesetzt werden kann, dauerte der Weg dieses Wissens in die westliche Kultur wieder etwas länger. Der Gynäkologe Dr. Arnold Kegel war 1952 derjenige, der hierbei die nach ihm benannten Kegelübungen bekannt machte. »Kegeln« bezeichnet demnach die Straffung des PC-Muskels mit gezielten Übungen und wird seitdem von Ärzten bei Inkontinenz und nach einer Geburt empfohlen. Nach meiner Erfahrung können Frauen nach etwa sechs Wochen regelmäßigen Trainings mit einer Verbesserung ihrer Wahrnehmung und mehr Genuss beim Sex rechnen. Im Gegensatz zum oft verdammten stundenlangen Fitnesstraining an Geräten dauern die Kegelübungen nicht lang. Ein weiterer Vorteil ist, dass sie überall und jederzeit durchgeführt werden können, ohne dass jemand etwas davon mitbekommt. Ob auf dem Weg ins Büro, am Arbeitsplatz, zu Hause vor dem Fernseher oder abends im Bett.

In Kapitel vier haben wir bereits die Wahrnehmung des PC-Muskels gelernt. Nun wissen wir also, welche Muskulatur angespannt werden muss, um einen Trainingseffekt zu erreichen. Im Folgenden stelle ich euch drei verschiedene Kegelübungen vor, die ihr im Block hintereinander absolvieren könnt. Ich empfehle euch, die Übungen sechs Wochen lang durchzuführen, um einen deutlichen Unterschied in der Stärke der Kontraktion rund um den vaginal eingeführten Finger und natürlich auch beim Sex zu spüren.

Übung 10

Spann deinen PC-Muskel für drei Sekunden an, dann entspanne ihn ebenfalls drei Sekunden lang … Dieses An- und Entspannen des Muskels vollziehst du von nun an dreimal am Tag jeweils zehnmal hintereinander (ergibt nach Adam Riese 60 Sekunden pro Trainingseinheit).

Falls ihr das Gefühl habt, dass drei Sekunden einfach nicht haltbar sind, fangt mit zwei Sekunden an und steigert euch, sobald der Muskel kräftiger wird. Wenn ihr außerdem merken solltet, dass sich die Oberschenkel-, Bauch- oder Pomuskeln mitbewegen, dann spannt ihr wahrscheinlich einen anderen Muskel an. Beginnt dann noch mal mit der Wahrnehmungsübung aus Kapitel vier.

Übung 11

Bei dieser Pulsationsübung geht es darum, den Muskel anzuziehen, loszulassen, wieder anzuziehen und möglichst schnell loszulassen. Ebenso wie die vorige Übung vollführst du auch diese dreimal am Tag mit jeweils zehn Wiederholungen.

Es ist gut möglich, dass sich diese Übung zunächst merkwürdig anfühlt. Wahrscheinlich habt ihr zu Beginn den Eindruck, als könntet ihr nicht recht zwischen den einzelnen Phasen unterscheiden. Das ist normal und wird sich umo schneller ändern, je regelmäßiger ihr die Übung ausführt.

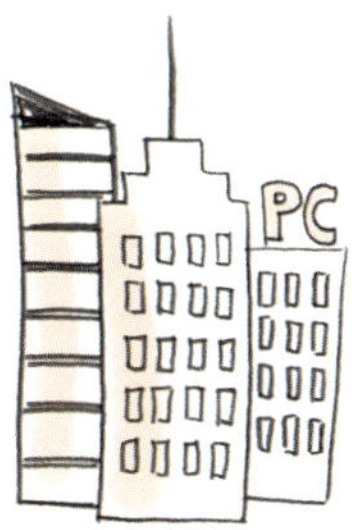

Übung 12

Stell dir vor, dein Beckenboden ist ein mehrstöckiges Hochhaus, ausgestattet mit einem Aufzug, der von deinem PC-Muskel gesteuert wird. Beginne im Keller und fahre den Aufzug ins Erdgeschoss, spann also deinen PC-Muskel an. Dort hältst du die Stellung für drei

Sekunden und fährst dann weiter in den ersten Stock, wo du auch wieder drei Sekunden verweilst. Dann geht es wieder eine Etage tiefer ins Erdgeschoss – also den PC-Muskel teilweise entspannen – und schlussendlich in den Keller, wo du dann komplett loslassen kannst. Wiederhole auch diese Übung dreimal am Tag und unternimm dabei jeweils zehn Aufzugfahrten.

Ich liebe diese Übung! Kennengelernt habe ich sie während meiner Ausbildung zur Sexualpädagogin durch eine liebe Hebamme. Sie meinte damals, dass ihr Haus mittlerweile fünfstöckig sei, und ich begriff erst mal gar nicht, was sie damit meinte. Mein Haus war schon mit seinen drei Stockwerken, so dachte ich, mehr als gut ausgestattet. Wozu noch zwei Etagen mehr? Durch konsequentes Anwenden dieser Übung verstehe ich zum Glück heute, was sie damit meinte. Neben der unterschiedlichen Anzahl an Etagen lassen sich mit der Zeit auch das Tempo und der Rhythmus des Aufzugs variieren. Mal verweilt er eben nur drei Sekunden, dann gefällt es ihm im zweiten Stock aber so gut, dass er hier fünf Sekunden bleiben will. Vielleicht will er auch mal vom dritten Stock ins Erdgeschoss sausen, nur um dann wieder in den Keller zu schleichen.

Für einen maximalen Trainingserfolg könnt ihr im Laufe der sechs Wochen die Zahl der Bewegungen jeder Serie kontinuierlich steigern. Wer noch einen Schritt weitergehen möchte, kann die Kegelübungen mithilfe von geeignetem Equipment im wahrsten Sinne des Wortes erschweren.

Zusatzübungen

Liebeskugeln, Geishakugeln oder Yoni Eggs sind kleine Kugeln, die vaginal eingeführt werden und dort die Funktion einer Hantel erfüllen, weil sie beim Üben einen Gewichtswiderstand bilden. Zudem können die eingeführten Kugeln eine Penetration imitieren, sodass die Muskeln das Umschließen eines Penis einfacher lernen können. Neben ihren Qualitäten als Trainingsgerät sind sie auch dafür bekannt, das Innere der Vagina angenehm zu massieren und so den Genitalbereich zu stimulieren. Die Kugeln sind meist aus Kunststoff, Silikon, Metall oder Stein gefertigt und haben einen Umfang von drei bis vier Zentimetern. Es sind entweder einzelne oder mehrere Kugeln, die über ein Band miteinander verbunden sind. Die sogenannten Geishakugeln verfügen in ihrem Inneren meist über eine kleinere Kugel, die bei Bewegungen hin und her rollt und dadurch Schwingungen erzeugt. Yoni Eggs sind oval wie kleine Hühnereier und bestehen in der Regel aus einem speziellen Edelstein, zum Beispiel Jaspis oder Rosenquarz. Sie besitzen oft eine kleine Öse an der spitzen Seite, sodass eine Schnur oder Zahnseide als Rückholbändchen befestigt werden kann.

Die Kugeln und Eier haben einen weiteren klaren Vorteil: Einmal eingeführt sind sie absolut unsichtbar und können dadurch auch unterwegs zu Trainings- oder Stimulationszwecken eingesetzt werden. Es bietet sich allerdings an, den Umgang damit schrittweise zu steigern. Zunächst könnt ihr die Kugeln zu Hause im Stehen und Gehen tragen. Später können sie auch auf dem Weg zur Arbeit, beim Einkaufen oder Spazierengehen ihren Zweck erfüllen. Ihr werdet erleben, wie das Gefühl der innen getragenen Kugeln in manch eintönigen Alltagssituationen eine willkommene Abwechslung darstellen kann. Und warum nicht auch mal ganz gezielt Meetings, Familienfeiern oder Dates durch die kleinen Begleiter aufpeppen? Die Tragedauer könnt ihr je nach Trainingszustand variieren. Fangt bei zehn Minuten an und steigert euch schließlich auf einige Stunden. Aus hygienischen Gründen sollten sie aber spätestens nach einem halben Tag herausgenommen werden.

Das Angebot an unterschiedlichen Liebeskugeln ist überfordernd groß, sodass eine kleine Hilfestellung die Wahl erleichtern kann. Zunächst einmal sollte die Oberfläche der Kugeln möglichst glatt und kantenfrei sein. Ansonsten könnten sich Keime und Bakterien festsetzen, die wiederum Pilz- oder Infektionskrankheiten hervorrufen können. Falls ihr euch für ein Modell mit Rückholbändchen entscheidet, sollte dieses fest und stabil sein, am besten aus Silikon. Dadurch lässt es sich einwandfrei mit heißem Wasser und etwas Seife reinigen. Erfahrungsgemäß investiert ihr besser den ein oder anderen Euro mehr in die Kugeln, schließlich sollen sie eure intimsten Gefilde besuchen. Ob gemustert, uni, golden oder silbern ist wiederum absolut Geschmackssache und bleibt euren Vorlieben überlassen. Ich persönlich bevorzuge Yoni Eggs, da sie nicht nur eine aalglatte Oberfläche besitzen, sondern ich dem natürlichen Material des Edelsteins auch eine besondere Bedeutung zuschreibe.

Nicht verschweigen möchte ich an dieser Stelle, dass sich sowohl durch die Kegelübungen als auch durch das Training mit Liebeskugeln ein Muskelkater einstellen kann. Schließlich kann jeder Muskel des menschlichen Körpers, der zum ersten Mal oder sehr intensiv trainiert wird, davon betroffen sein. Wenn es bei euch so weit ist, solltet ihr einfach die Anzahl der Kontraktionen verringern, aber dennoch weiter am Ball bleiben.

Kleiner Tipp: Macht euch die Übungen zu einer Gewohnheit wie das Zähneputzen oder Anziehen. Das machen wir auch jeden Tag und werden es wahrscheinlich ein Leben lang beibehalten. Genauso kann das Training der Beckenbodenmuskulatur ein Leben lang fortgeführt werden – und das wird es, sobald es zu einer Gewohnheit geworden ist. Warum nicht einfach das eine mit dem anderen verbinden und regelmäßig während des Zähneputzens die Kegelübungen durchführen? Wenn ihr euch zweimal am Tag die Zähne putzt, habt ihr zwei Drittel bereits geschafft. Ihr schrubbt sogar dreimal? Na, umso besser, ihr Streber!

Um unser sexuelles Potenzial zur höchsten Blüte zu bringen, werden wir nun noch eine weitere Zutat hinzufügen und auch unsere Atemtechnik optimieren. In Kapitel fünf habt ihr euch bereits mit dem Thema Bauchatmung vertraut gemacht. Nun werden wir noch etwas tiefer einsteigen, um sowohl den Solo- als auch partnerschaftlichen Sex intensiver und facettenreicher erleben zu können.

Atme durch die Muschi!

Ohne Atmung kein Leben, das ist klar. Man könnte auch so weit gehen zu sagen: Je mehr wir atmen, desto intensiver leben wir. Ich meine damit allerdings kein rekordverdächtiges Hecheln, sondern verstehe es vielmehr als Aufruf zu einer bewussteren Atmung. Wir kennen es wahrscheinlich alle: Nach einem langen Spaziergang im Wald oder am Strand fühlen wir uns gleich wie neugeboren. Dort erlauben wir es uns, auch mal richtig tief ein- und auszuatmen. Im Alltag machen wir das in der Regel selten. Dabei ist es so gesund. Der eingeatmete Sauerstoff bringt frische Energie in unseren Körper und unsere Organe werden besser durchblutet. Dadurch sind wir wach und präsent, offen und bereit für Neues. Falls ihr Erfahrungen im Yoga habt, werdet ihr sicherlich auch schon von der Wichtigkeit des Atmens erfahren haben. Das Ganze lässt sich sowohl biologisch als auch physikalisch erklären. Aber keine Sorge, es ist weniger kompliziert, als ihr denkt.

Wir haben bereits erfahren, dass unsere Gedanken und Gefühle über Bewegung beeinflusst werden können und umgekehrt. Hier liegt die Vermutung nahe, dass wir ebendies auch über die Atmung erreichen können, und genau so ist es auch. So atmen wir eher flach, wenn wir traurig oder verärgert sind, und halten sogar den Atem an, wenn wir unter Schock stehen. Andersherum atmen wir in guter Stimmung, beispielsweise eben beim Strandspaziergang, tief und bewusst. Unsere Atmung steuert also unsere Gefühle und umgekehrt.

Während Kleinkinder noch mit ihrem gesamten Körper atmen, atmen Erwachsene in der Regel oberflächlich. Kinder haben meist einen besseren Zugang zu ihren Emotionen und reagieren deshalb mit ihrem gesamten Körper auf ihre Umwelt. Sie schütten sich aus vor Lachen, weinen herzzerreißend und toben vor Wut. Wir Erwachsene hingegen verbieten uns oft genau diesen Zugang. Wir tun alles, um unsere Gedanken, Gefühle und Körperreaktionen zu kontrollieren. Doch wir halten damit nicht nur unsere vermeintlich negativen, sondern auch die positiven Emotionen zurück. Eine überschwängliche Freude oder gar Ekstase gilt schnell als unangemessen und deshalb erlauben wir uns nicht, sie zu fühlen. Indem wir unsere Atmung entsprechend anpassen und abflachen, deckeln wir unsere Gefühle.

Weil wir so sehr an diese flache Atmung gewöhnt sind, können wir das Phänomen auch oft genug beim Sex beobachten. Hierbei neigen nämlich die meisten Menschen dazu, noch flacher zu atmen oder den Atem sogar komplett anzuhalten. Mit fatalen Folgen, denn dadurch wird Körper und Hirn suggeriert, dass Flucht oder Kampf angebracht wären, und die lassen keinen Platz für Erregung. Tiefe Atmung signalisiert wiederum Entspannung, schärft das Bewusstsein für Berührungen und bedeutet mehr Genuss.[93] Wir erinnern uns an den Selbstversuch mit angespanntem und entspanntem Arm. Eine tiefe Atmung kann also wunderbar als Erregungsverteiler eingesetzt werden.

Hinzu kommt noch, dass Gefühle zu einem Ende geführt werden wollen. Sie brauchen die Entladung, damit Raum für Neues entstehen kann. Andernfalls dümpeln sie verdrängt weiterhin im Verborgenen vor sich hin. Das kostet nicht nur Energie, sondern birgt auch das Risiko, dass sie immer wieder aufkommen.

Hierzu möchte ich euch eine kleine Geschichte aus meiner Vergangenheit erzählen. Jahrelang war ich nämlich eine Vorzeige-Gefühleunterdrückerin, so eine richtige Flachatmerin. Ich habe, wo und wann immer es ging, versucht, nett und angepasst zu sein, Haltung zu bewahren und dabei möglichst lässig zu wirken. Mein Wunsch dahinter war es, anerkannt zu werden und dazuzugehören. Für wen habe ich es also gemacht? Richtig, für andere. Wen habe ich dabei vergessen? Korrekt, mich selbst. Ich hätte vermutlich allen einen größeren Gefallen getan, wenn ich meine echten Gefühle zugelassen und Tacheles geredet hätte. Stattdessen war ich stets darum bemüht, mich selbst und meine Gedanken und Emotionen zu kontrollieren. Ganz schön anstrengend, kann ich euch sagen. Bemerkt hatte ich meine ständige oberflächliche Atmung nicht wirklich. Erst als ich meine Aufmerksamkeit darauf lenkte, konnte ich etwas verändern, und das tat ich. Ich ließ meiner Atmung also wieder freien Lauf, ohne mit erhobenem Zeigefinger einzuschreiten – und auf einmal hatte ich wieder Zugang zu meinen Gefühlen. Keine Frage, auch das war ein intensiver und nicht immer angenehmer Prozess. Die aufgestauten Gefühle kamen mit voller Wucht an die Oberfläche, sie waren ja nur unterdrückt, nicht verschwunden. Gelohnt hat es sich trotzdem. Die Erleichterung darüber, meine Gefühle zu befreien, war ja nur der Anfang, danach ging erst so richtig die Post ab. Mein So-lala-Zustand erhielt plötzlich einen intensiven Energieboost, der mir so viel mehr bescherte: einen besseren Kontakt zu mir selbst, intensivere Gefühle, mehr Sinnlichkeit und Erotik. Und natürlich hat sich dadurch auch mein Sexleben um 180 Grad gedreht. Denn die tiefe Atmung habe ich auch bei der Masturbation und beim Sex angewandt. Was soll ich sagen? Die Ergebnisse sprachen für sich. Es war wie die Injektion einer ordentlichen Mixtur aus Energie plus Leidenschaft plus Ekstase. Ich spürte meinen Körper und seine Reaktionen viel deutlicher, alle meine Sinne waren geschärfter und meine Orgasmen wesentlich intensiver. Ich bekenne mich also schuldig: Danach war ich infiziert von dieser Droge. Glücklicherweise ist sie absolut legal und kostenfrei erhältlich. Also, noch Fragen, warum ich dieses Kapitel unbedingt schreiben wollte?

Wenn euch der Anfang dieser Geschichte bekannt vorkommt und ihr ähnliche Erfahrungen gemacht habt oder gerade macht, dann gibt es eine einfache Formel, diesem eingeschränkten Leben zu entkommen: Atmen. Vielleicht mag das im ersten Moment wie übersinnlicher Hokuspokus klingen, aber es ist physikalisch erklärbar. Das dritte newtonsche Gesetz besagt: Aktion gleich Reaktion, was bedeutet, dass Aktionen immer Folgen haben. Flache Atmung bewirkt weniger Sauerstoff und das bewirkt weniger Energie, während umgekehrt genau das Gegenteil passiert. Tiefe Atmung bewirkt mehr Sauerstoff und das bewirkt mehr Energie. Mehr Energie bedeutet auch Flow bedeutet Fülle bedeutet Lebensfreude ... Ich will es hiermit gut sein lassen. Das Prinzip ist sicherlich angekommen und nun gilt es, es in die Tat umzusetzen. Zunächst möchte ich euch eine Übung zum Einstieg vorstellen, durch die ihr euch das Atmen im Alltag bewusster machen könnt.

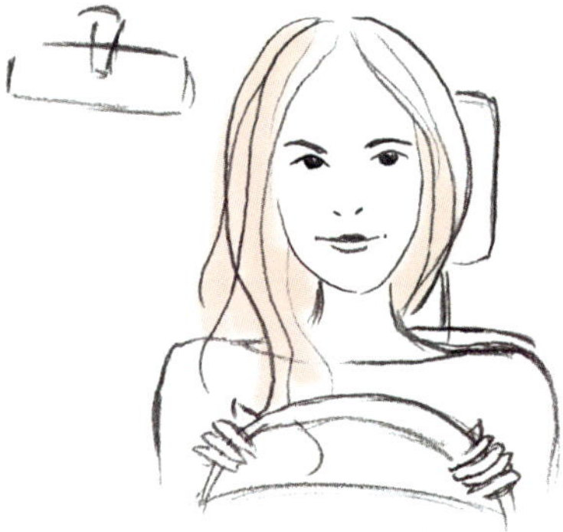

Übung 13

Lenke deine Aufmerksamkeit tagsüber immer wieder auf deine Atmung. Das kannst du in allen erdenklichen Situationen deines Alltags tun: auf dem Weg zur Arbeit, beim Warten an der Supermarktkasse, beim Lesen ... Beobachte einfach nur den Atem, ohne ihn zu beeinflussen. Nimm wahr, wie der Atem in deinen Körper strömt und ihn wieder verlässt.

Wenn ihr diese Übung ein paar Tage ausgeführt habt, werdet ihr sicherlich bemerkt haben, dass ihr unterschiedlich atmet: mal kaum merklich, mal geräuschvoll und ab und zu vielleicht hektisch. Ihr werdet im Laufe der Zeit ein wesentlich besseres Bewusstsein dafür bekommen, wie ihr atmet. Nun geht es darum, einen regelmäßigen Atem zu kultivieren. Also das Ein- und Ausatmen in der Länge anzugleichen.

Übung 14

Nimm dir zweimal am Tag fünf Minuten Zeit und fokussiere dich auf deine Atmung. Zähle beim Ein- und beim Ausatmen jeweils bis drei. Sobald du merkst, dass deine Gedanken abschweifen, bring deine Aufmerksamkeit wieder liebevoll zurück auf die Atmung. Du kannst auch dabei in Gedanken ein Mantra aufsagen, zum Beispiel beim Einatmen »Ich nehme auf« und beim Ausatmen »Ich lasse los«.

Die Effekte dieser Übung werden sich ebenfalls bereits nach ein paar Tagen einstellen. Ihr lernt durch die gleichmäßige Atmung, bewusster und konzentrierter zu sein. Gleichzeitig werdet ihr auch außerhalb der Übungen häufiger auf eure Atmung achten und ein immer größeres Bewusstsein dafür schaffen.

Nun wird es darum gehen, die Kontraktionen der Beckenbodenmuskeln mit dem Atemrhythmus zu verbinden. Dadurch können wir ein noch größeres Bewusstsein für den Beckenboden schaffen – und außerdem hat es wunderbare Nebeneffekte auf unsere Psyche: Wir fühlen uns sehr verankert und geerdet, was unser Vertrauen und unser Selbstbewusstsein stärkt. Ob zu Hause, unterwegs oder im Büro, diese Übung lässt sich überall ausführen.

Übung 15

Je nachdem, wo du dich gerade befindest, kannst du die Übung im Sitzen, Stehen oder auf dem Rücken liegend durchführen. Geh in einen Atemrhythmus über, der für dich angenehm ist, und nimm dir einen Moment Zeit, deinem Atem zu folgen. Mit dem Einatmen spannst du dann deinen PC-Muskel leicht an. Dabei bleibt dein gesamter restlicher Körper ruhig und entspannt. Mit dem Ausatmen lässt du den Muskel wieder los. Du kannst dies mit einem Seufzer oder Ton begleiten. Dann spannst du den PC-Muskel erneut an und hältst zeitgleich sanft deinen Atem an. Halte Spannung und Atmung, solange es sich gut anfühlt, und lass mit einem Seufzer wieder los, um beides zu lösen. Übe dieses Ein- und Ausatmen beziehungsweise An- und Entspannen dreimal am Tag für bis zu 15 Kontraktionen hintereinander.

Dieses war der erste Streich, doch der zweite folgt sogleich. Übung 15 war sozusagen die Vorbereitung auf das, was nun kommt, insbesondere die Solo- und partnerschaftlichen Abenteuer. Die folgende Übung verlieh diesem Unterkapitel seinen Namen, sie lässt sich auch beim Sex anwenden und glaubt mir, sie kann Berge versetzen.

Ein Wort noch zum Seufzen. Oft finden wir es schwierig, Lärm zu machen. Das unechte Gestöhne aus Pornos haben viele negativ abgespeichert, sodass das Verursachen von Lauten beim Sex schnell unwürdig oder deplatziert wirken kann. Außerdem erinnere ich noch mal an unsere Bemühungen, möglichst kontrolliert zu sein und gut anzukommen. Dadurch halten wir uns eher vornehm zurück und bleiben in der Konsequenz still, doch mit weitreichenden Folgen. Das Zurückhalten von Lauten beim Sex kann nämlich eine hemmende Wirkung auf den Orgasmus haben. Gut, vielleicht bist du von Natur aus ein stiller Mensch und möchtest einfach keine Geräusche verursachen. Hey, es wird keiner gezwungen. Aber wenn du die ganze Zeit darauf achtest, ja keinen Lärm zu verursachen, bist du nicht frei, um dich völlig gehen zu lassen. Stöhnen kann befreiend sein und ein Zusammenziehen des Beckenbodens verursachen. Beides kann am Ende eher einen Orgasmus hervorbringen als das lautlose Ausatmen. Probiere es einfach mal aus und beobachte die Unterschiede in deinem Körper und deiner Erregung.

Zurück zur nächsten Übung, die du ebenfalls im ersten Schritt pur ausführen kannst. Der zweite Schritt ist dann die Übertragung auf deine Masturbations- und schließlich deine Sexpraxis.

Übung 16

Du kannst diese Übung wieder im Sitzen, Stehen oder Liegen durchführen. Wichtig dabei ist, dass deine Beine nicht überschlagen sind und dein Körper, insbesondere dein Bauch, ganz entspannt ist. Konzentriere dich wieder auf einen Atemrhythmus, der für dich angenehm ist. Spanne mit dem Einatmen den PC-Muskel an, beim Ausatmen lässt du den Beckenboden mit einem Seufzen los. Dadurch entsteht automatisch eine leichte Schaukelbewegung in deinem Becken. Achte mal drauf: Beim Einatmen wiegt dein Becken nach vorn, dein Oberkörper richtet sich auf. Mit dem Ausatmen bewegt sich dein Becken zurück, dein Oberkörper sinkt zurück. Spiele mit verschiedenen Atemrhythmen, indem du mal langsam ein- und ausatmest und dann wieder schneller, fast hechelnd. Spüre den Unterschied der verschiedenen Rhythmen, die deinen Körper bestimmen.

Atme jetzt sanft durch den Mund ein, beim Ausatmen lässt du die Luft wieder mit einem Seufzen durch den Mund nach außen strömen. Richte deine Aufmerksamkeit auf deinen Beckenboden und stell dir vor, du atmest die Luft nun über deine Vagina ein und aus. Während du durch die Vagina einatmest, spannst du deinen Beckenboden leicht an. Mit dem Ausatmen lässt du deinen PC-Muskel wieder los und stellst dir vor, die Luft entweicht über die Vagina. Trainiere diesen Ablauf von nun an dreimal täglich mit jeweils 15 Wiederholungen.

Das Atmen durch die Vagina mag euch zunächst merkwürdig erscheinen. Euer Kopf wird sagen: »Ich kann nicht durch meine Muschi atmen, das geht rein körperlich nicht.« Ja, der Clevere hat recht. De facto strömt natürlich keine Atemluft durch unsere Vagina. Trotzdem bewirkt das Bewusstsein dafür und die Vorstellung davon etwas in uns. Wie bereits angedeutet, wird unser Bewusstsein für unsere Geschlechtsorgane immer größer und das ist gut so. Wir können uns bei allem, was wir tun, die Sexualität inbegriffen, intensiver spüren. Wie oft habe ich schon mit Frauen gesprochen, die darüber klagten, den Bezug zu ihrem Unterleib verloren zu haben. Das Gefühl, sich »nicht mehr richtig zu spüren«. Genau dafür ist die Übung gedacht. Werft also auch hier eure rationalen Gedanken und Glaubenssätze über Bord und lasst euch auf diese besondere Erfahrung ein. Die Ergebnisse der Übung werden für sich sprechen. Denn was passiert, wenn wir diese Praxis auch bei der Masturbation oder beim Sex mit unserem Partner vollführen? Wir sorgen für eine vermehrte Durchblutung, ein stärkeres Aufschaukeln der sexuellen Spannung und einen längeren sowie intensiveren Orgasmus. Und im Fall einer Penetration können wir einen Penis, Dildo oder Vibrator fester umschließen. Durch diesen Saugeffekt können nicht nur wir ein Mehr an Stimulierung erfahren, sondern auch unser Partner. Der Schlüssel für eine stärkere Reaktion besteht also darin, die Spannung auszudehnen und frei mit den Gefühlen zu schweben. Mit all dem wundert es nicht, dass Frauen, die die Methode längerfristig anwenden, auch von multiplen Orgasmen berichten.

Das bedeutet aber nicht, dass ihr bei der Masturbation oder beim Sex nun ständig den PC-Muskel anspannen und eure Atmung kontrollieren sollt. Ganz im Gegenteil: Bestenfalls entsteht dabei ein Flow, bei dem ihr euch wohlfühlt. Dieser Flow ergibt sich, wie beim Spielen eines Instrumentes, erst durch die regelmäßige Übung. Wir könnten auch sagen, es ist ein Spiel aus Bewegung, Tempo, Spannung, Entspannung und Atmung, während die Erregung durch den

Körper strömt. Wir können unsere Erregung über verschiedene Wege kanalisieren und bekommen dadurch immer mehr Gefühl für uns und unseren Körper.

Eine wichtige Ingredienz fehlt nun noch, um den eingangs versprochenen Dreiklang perfekt zu machen: die Fantasie. Sie hatte bereits an einigen Stellen dieses Buches ihren Auftritt und soll im Folgenden genauer unter die Lupe genommen werden. Schließlich ist auch sie immens wichtig und ausschlaggebend für die Güte unserer sexuellen Aktivitäten.

Deine Fantasie ist grenzenlos

Moment, wie war das noch gleich? Beim Sex denken wir nur an unseren Partner, bei der Masturbation ausschließlich an uns selbst? Pah, was für ein Unsinn! Die Fantasie ist beim Sex jeder Art immer mit von der Partie. Sie gehört neben Pornografie und der totalen Konzentration auf genussreiche Gefühle zu den drei am meisten angewandten geistigen Aphrodisiaka von Frauen.[94] Sie ist stets verfügbar, kostenfrei und kommt ohne jegliche Ausrüstung daher, während sie erotische Reaktionen intensivieren und die Qualität der Sexualität steigern kann. Noch irgendwelche Einwände? Scheinbar ja, denn viele Frauen, die beim Masturbieren oder Sex fantasieren, haben aus verschiedenen Gründen Schuldgefühle. Vielleicht wurden sie geschult zu glauben, alles Sexuelle sei unerwünscht, oder die speziellen Inhalte ihrer Fantasien geben für Schuldgefühle Anlass. Oft sind auch die Personen, die in den Fantasien eine Rolle spielen, Grund für das schlechte Gewissen, wenn der Partner zum Beispiel nur am Rande oder gar nicht in der Fantasie vorkommt. Oder wenn die Fantasien als »zu schmutzig« deklariert werden. Sofort gehen die inneren Alarmglocken an und man kritisiert sich für die »unzüchtigen« Gedanken.

Zwei Dinge dazu: Zum einen geht es bei den meisten von uns in der Fantasie weitaus wilder zu als im wirklichen Leben. Zu den Top Ten der menschlichen Fantasien gehört unbedingt die, zum Sex gezwungen zu werden. Das fand zumindest eine von Masters und Johnson durchgeführte Untersuchung mit homo- und heterosexuellen Frauen und Männern heraus. Das Entscheidende aber dabei ist: Weder müssen diese Fantasien in der Realität geil sein, noch müssen sie jemals stattfinden. Entwarnung also für diejenigen, die befürchten, solche Fantasien könnten schädliche Auswirkungen auf ihr reales Leben haben. Darüber hinaus sind Fantasien de facto eine geistige Schöpfung und eine wunderbare Eigenschaft des menschlichen Geistes, die wir in anderen Bereichen sehr schätzen. Werden doch Menschen, die ihre Fantasie gebrauchen und wirkungsvoll einsetzen, wie Dichter, Geschichtenerzähler und Filmemacher, von vielen gelobt und gefeiert. Doch der Sexualität scheint ein unsichtbarer Ausnahmestatus innezuwohnen. Dabei kann Fantasie auch im sexuellen Kontext Spaß machen und uns von den Spannungen unseres Alltags befreien. Auch an dieser Stelle möchte ich nun ein allgemeines Aufatmen vernehmen. Lasst uns die Fantasie von nun an als wunderbares Kopfkino nutzen, in dem wir als Regisseurin walten dürfen. Für die Skeptiker habe ich ansonsten noch eine Rechenaufgabe vorbereitet:

Was wiegt schwerer und verspricht mehr Freude?
Physischer Genuss
oder
Geistiger + physischer Genuss?

Nein, ich möchte hier niemanden durch den Kakao ziehen. Im Gegenteil, ich spüre die Macht, die von Verboten, Ängsten und Sorgen gegenüber Fantasien ausgeht. Gleichzeitig weiß ich um die Nützlichkeit und die positiven Effekte der Fantasie. Die Rechenaufgabe kann also nur zugunsten unserer Fantasie ausgehen und zeigen: Unterm Strich profitieren wir von einem genussreicheren Erlebnis. Tantra hat, wie ich finde, eine sehr gesunde Einstellung zu dem Thema. Dort wird alles akzeptiert, was wir sind – einschließlich der Gedanken und Gefühle, die wir normalerweise unterdrücken und geheim halten. Diese Sicht ermöglicht es uns, Fantasien als Anregung und Abwechslung in unserem Sexleben zu sehen.[95] Die Anthropologin Sheila Kitzinger zum Beispiel bezeichnet Fantasie als Poesie der Sexualität und das halte ich für ein gelungenes Bild.

Es kann also eine bereichernde Erfahrung sein, sich mit den eigenen Fantasien näher zu befassen. Wir lernen dadurch unsere tiefsten Emotionen kennen und ergründen unser wahres Wesen. Natürlich braucht es die innere Bereitschaft für eine so intensive Konfrontation mit der Wahrheit. Doch dahinter verbirgt sich ein großes Geschenk, und zwar wir selbst, in unserer authentischsten Form. In diesem Kapitel möchte ich euch also offiziell die Erlaubnis erteilen, euren Fantasien freien Lauf zu lassen. Ja, ich weiß, das ist ein Rat, den wir wohl das letzte Mal vom Dr.-Sommer-Team entgegennehmen durften. Was zum Henker soll das heißen? Im Zweifel, dass wir keine Ahnung haben, was wir tun sollen. Deshalb dieses Kapitel und deshalb auch ein paar Anregungen, damit wir diesen Spruch endlich einmal wortwörtlich anwenden können. So werden wir also unseren Fantasien zunächst Beine machen, ihnen dann das Laufen beibringen, ja, und dann dürfen sie sogar flügge werden und sich zum Höchsten aufschwingen.

Herzlich willkommen also im Land der Fantasien. Hier ist es bunt und laut und hier gibt es keine Vorschriften. Niemand kann hier beurteilen, ob wir recht oder unrecht haben, brav oder unanständig, pervers oder abartig sind. Hier haben wir die Freiheit, wundervolle Szenarien zu erfinden, die im realen Leben undenkbar oder schlichtweg unmöglich sind. In diesem Land gibt es keine Probleme, keine Geldsorgen oder ungezogenen Kinder. Nein, hier ist die Welt in Ordnung, da wir das Zepter in der Hand halten. Hier können uns die edelsten Liebhaber heimsuchen und uns so vernaschen, dass uns Hören und Sehen vergeht.

Fantasien sind von Mensch zu Mensch unterschiedlich und doch haben sie oft eine Gemeinsamkeit: die Sehnsucht, aus dem auszubrechen, was als gesellschaftlich akzeptabel gilt.[96] Mit dem scharfen Nachbarn in der Garage verschwinden, damit er uns mal gehörig das Gehirn rausvögelt ... tsss, undenkbar. Aber in der Fantasie können wir es hier und jetzt, von vorn und von hinten besorgt bekommen wie nie zuvor. So können Fantasien ein willkommenes Ausbrechen aus dem stressigen Alltag sein. Die meiste Zeit drehen sich unsere erotischen Fantasien um Dinge, die wir in Wirklichkeit gar nicht versuchen wollen. Vielleicht wären wir sogar schockiert, wenn sie wirklich passierten. Den eigenen Partner mit einer anderen Frau beim heißen Sex zu beobachten, mag in der Fantasie ja noch ganz reizvoll sein, aber in echt?

Doch die Wirkung auf unsere Libido, unser Sexualleben und unsere Fähigkeit zum Orgasmus ist verdächtig groß. Mittlerweile ist auch erwiesen, dass unsere Lust umso größer ist, je mehr wir fantasieren. Je kreativer wir also in unserem Kopf sexuelle Bilder entstehen lassen, desto mehr wollen und erleben wir. Somit sind Fantasien die günstigste, bequemste und wirkungsvollste Hilfe beim Sex, die es überhaupt gibt. Durch Fantasien steht es uns frei, die ganze Skala menschlicher Sexgefühle zu erkunden. Das Schönste daran: Wir können sie je nach Gusto an- und wieder ausknipsen, ohne jegliches Risiko. Es gibt weder das schlechte Gewissen nach realen Fehltritten noch hitzige Diskussionen darüber mit dem Partner. Wie sagte Tracey Cox noch so schön – und jetzt hören die Vegetarier und Veganer unter uns einmal kurz weg –: Die Fantasie und Masturbation passen zusammen wie Speck und Eier.

Alle, die in Untersuchungen angaben, beim Sex zu fantasieren, berichteten von einem weitaus befriedigenderen Liebesleben als die, die es nicht tun.[97] Dabei müssen die Fantasien nicht zwangsläufig an andere Menschen oder bestimmte Situationen gebunden sein. Wir stellen uns auch oft vor, wie wir wohl in den Augen anderer oder in bestimmten Stellungen aussehen. Während Sigmund Freud in der Fantasie noch eine Wirklichkeitsflucht und repressive Blockade sexueller Instinkte sah, sind wir heutzutage weitaus aufgeklärter. Sexualtherapeuten weit und breit sind sich sicher, dass die Fantasie ein geradezu fantastisches Hilfsmittel für guten Sex ist, ob nun allein oder mit Partner ausgeübt.

Es ist ein noch immer gängiger Irrglaube, Frauen würden von romantischen Fantasien mehr angesprochen als von eindeutigen. Um genau zu sein: Das Gegenteil ist der Fall. Wahrscheinlich können wir diese alte Idee ebenfalls unter »Erbe unserer Vergangenheit« verbuchen und endgültig zu den Akten legen.

Doch was passiert eigentlich genau, wenn wir uns einer sexuellen Fantasie hingeben? Rein körperlich berichten viele Frauen, dass sich ihr Unterleib zusammenzieht, die Haut zu kribbeln beginnt und die Vagina feucht wird. Als psychische Folgen, im absolut positiven Sinne, werden eine leichtere Erregbarkeit und ein höherer Genuss beim Sex beschrieben.

Sexfantasien sind im Grunde wie Freunde: Sie kommen und gehen, einige bleiben länger, vielleicht ein Leben lang, und andere sind nach einigen Treffen wieder verschwunden. Umso interessanter wird es, wenn wir uns jetzt die beliebtesten Frauenfantasien genauer anschauen. Ihr könnt ja mal zwischendurch eure Augen schließen und euch auf die eine oder andere Fantasie einlassen. Vielleicht ist etwas Neues, Spannendes dabei, vielleicht sind euch die meisten Punkte sowieso bekannt oder einige erscheinen euch sehr abwegig. Ein schlechtes Gewissen braucht ihr nicht zu haben, schließlich können wir unsere Vorstellungen nur bedingt kontrollieren. Also: Warum die Fantasie nicht direkt als einen Aspekt unserer Persönlichkeit annehmen? Machen wir es uns schön und erfreuen wir uns an den Gedanken.

Die Top Ten der weiblichen Sexfantasien

1. Sex mit einem anderen Mann

Frauen fantasieren häufig von einem Mann aus dem eigenen Bekannten- oder Freundeskreis. Oft ist es der Partner der besten Freundin, manchmal ein ehemaliger Liebhaber oder ein flüchtiger Bekannter. Im Falle des Exfreundes sind es die vertrauten Berührungen, die gemeinsamen Erinnerungen oder die bewährte Technik, die immer noch anregend sind. Im Falle des Partners der besten

Freundin wohl eher die altbekannte Tatsache: Wir sehnen uns nach etwas, was wir sicher nicht bekommen können. Da in der Welt der Fantasie aber alles möglich ist, können wir uns auch einfach der Vorstellung hingeben und sie genießen, statt sie lange zu analysieren. Es bedeutet eben nicht, dass wir fremdgehen würden, sondern schlicht, dass uns der Gedanke erregt.

Übrigens hat auch unser geliebter Partner solche Fantasien, in denen wir wahrscheinlich eine weniger tragende Rolle einnehmen. Das ist absolut okay und normal. Es sollte uns nicht beunruhigen, sondern vielmehr dazu ermuntern, ebenfalls unsern Spaß zu haben.

2. Sex mit einem unerfahrenen Jungen

Jugendliche Liebhaber gelten als sexuell besonders aktiv und bekommen schnell eine Erektion. Das macht sie in den Augen vieler Frauen sehr attraktiv. Hinzu kommt die Tatsache, dass sie in der Regel eher unerfahren sind und daher die erfahrenere Person, also die Frau, das Sagen hat. Dadurch ergibt sich ein Machtgefälle, bei dem wir den Ton angeben und zeigen können, was uns gefällt. Für viele übt die Wahrscheinlichkeit einer schnellen und unkomplizierten Erregung einen hohen Reiz aus. Sie stellen sich vor, sie würden den Jungen verführen und ihm wie eine Lehrerin zeigen, wo es langgeht. Dass junge, unerfahrene Männer rasch ejakulieren, kommt dann einem Kompliment gleich. Außerdem wird die nächste Erektion wahrscheinlich nicht sehr lange auf sich warten lassen.

3. Sex mit einer berühmten Person

Prominente Persönlichkeiten, sei es George Clooney oder Brad Pitt, sind gut aussehend und unerreichbar, was sie wiederum noch begehrenswerter macht. Auch hier greift das Prinzip: umso begehrter, weil fast unmöglich zu bekommen. Wir stellen uns vor, wie es wäre, wenn wir als Auserwählte einem solchen Mann den Kopf verdrehen würden. Er, als der Frauenschwarm schlechthin, hätte nur Augen für uns und würde uns in seiner Wohnung, was sage ich, in seiner Suite verführen. Männer mit Ansehen und Geld haben es gut. Rund 60 Prozent aller Frauen träumen von Sex mit einem Prominenten.[98] Nicht verwunderlich, denn unser Ego spielt hier eine entscheidende Rolle. Wir genießen den Gedanken, dass der Mann, der jede Frau haben könnte, uns zu seiner Königin ernennt, und sei es nur für eine Nacht. Ganz ehrlich: Günstiger als in der Fantasie lässt sich auch wirklich kein Nobelhotel dieser Welt, inklusive Kaviar und Champagner, bekommen. Also einfach die Augen schließen und kurz mal in die glamouröse Welt der Schönen und Reichen abtauchen.

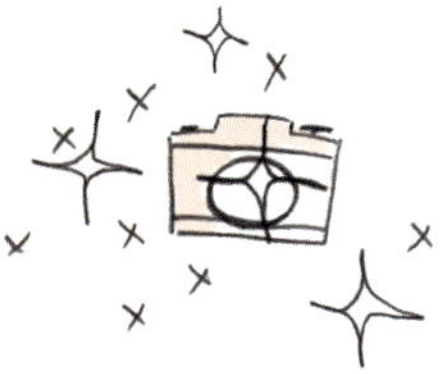

4. Sex mit einem Fremden

Ob in der Bahn, beim Einkauf oder an der Bar: Der große Unbekannte kann überall auftauchen und unsere Fantasien ordentlich in Wallung versetzen. Irgendetwas hat unsere Aufmerksamkeit erregt, vielleicht war es sein aufrechter Gang, sein Geruch oder seine tiefe Stimme. Fest steht: Er ist ein Fremder, wir kennen ihn nicht und das macht an. Der Reiz des Unbekannten ist groß, denn »fremd« bedeutet Abenteuer, Neuland und Spannung. Gleichzeitig erwarten wir keine Verpflichtungen, Erklärungen oder Entschuldigungen. Mit diesem fremden Mann ist alles möglich. Wir könnten auf der Stelle einen Quickie haben oder uns für eine Stunde auf ein Hotelzimmer zurückziehen. Genauso gut könnten wir aber auch den fremden Mann einen fremden Mann sein lassen und uns stattdessen einfach nur unseren Fantasien hingeben. Der Vorteil dabei ist: Wir schauen gar nicht erst hinter die scheinbar perfekte Fassade, sondern behalten ihn so in unserem Gedächtnis, wie wir ihn wahrgenommen haben. Auf diese Art können wir das unkomplizierte Abenteuer ganz ohne schlechtes Gewissen genießen und in bester Erinnerung behalten.

5. Sex mit einer anderen Frau

Von zarten Frauenhänden am ganzen Körper verwöhnt werden und einen anderen Frauenkörper liebkosen, das entspricht der Fantasie vieler Frauen. Gleichgeschlechtlicher Sex unter Frauen ist übrigens gesellschaftlich akzeptierter als bei Männern. Doch das ist nicht der Grund, warum auch heterosexuelle Frauen gern darüber fantasieren. Vielmehr ist es die Faszination für weiche Haut, sanfte Kurven, zarte Berührungen und ein tiefes Verbundenheitsgefühl. Die ähnliche Anatomie und die Intuition von uns Frauen führt dazu, dass wir gut einschätzen können, wo und wie andere Frauen gern berührt werden wollen. Die Lust auf ein ausgedehntes Vorspiel kann mit einer anderen Frau vielleicht eher als mit einem Mann ausgelebt werden.

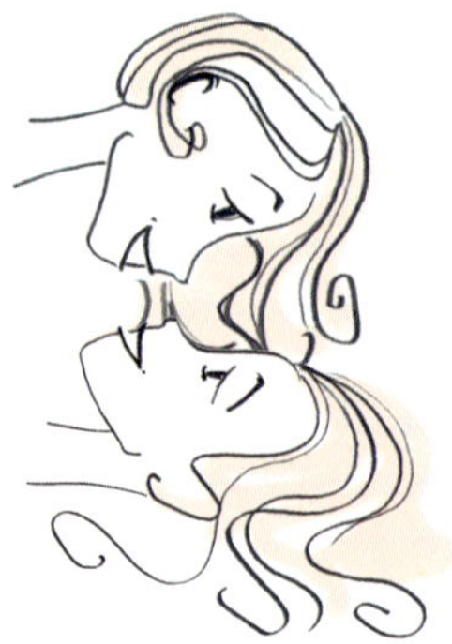

Natürlich spielen auch hier wieder gesellschaftliche Tabus eine Rolle, denn sie üben ebenfalls einen hohen Reiz aus. Die Sorge, vielleicht doch lesbisch zu sein, hindert allerdings viele Frauen daran, solche Fantasien auszuleben. Dabei zeigt das Faible für feminine Eigenschaften oder Körper noch lange keine sexuelle Orientierung an. Auch hier darf der Fantasie in all ihren Ausprägungen ohne schlechtes Gewissen gefrönt werden.

6. Oralsex

Für viele Frauen ist Oralverkehr die schönste, effizienteste und manchmal einzige Methode, zum Orgasmus zu kommen.[99] Kein Wunder, dass wir darüber gern und intensiv fantasieren. In unserer Vorstellung kann sich unser Liebhaber nichts Schöneres vorstellen, als uns ausgiebig oral zu verwöhnen. Er stellt sich dabei äußerst einfallsreich und einfühlsam an und spürt genau, welche Knöpfe er drücken muss, damit wir höchstmöglichen Genuss erfahren. Natürlich sieht er dabei umwerfend gut aus und seine brennende Leidenschaft für Oralsex lässt sich bereits an seinen Augen ablesen. In unserer Fantasie nimmt er sich Zeit und macht uns immer wieder deutlich, dass es um den Weg und nicht um das Ziel geht. Er möchte uns verwöhnen, um uns zu verwöhnen, und nicht, um danach Sex mit uns zu haben. Diese Tatsache malen wir uns in allen erdenklichen bunten Farben aus, sodass es wahrscheinlich nicht lange dauert, dass diese Fantasie zu einem Ausbruch unserer Lust führt.

7. Dominiert werden

Der Gedanke, mit Gewalt genommen und den Wünschen eines Verführers unterworfen zu sein, reizt viele Frauen. Die Fantasien zu erzwungenem oder gewaltsamem Sex haben eine große Bandbreite, sie sind absolut nichts Ungewöhnliches. Viele Frauen fantasieren über Vergewaltigungen, sexuelle Erniedrigung oder auch das Zurschaustellen vor Gruppen. Die genauen Gründe für die jeweiligen Fantasien bleiben in der Regel unbekannt. Fest steht, dass die Fantasie über eine Vergewaltigung ein Ausdruck sexuellen Verlangens ist und nicht der unbewusste Wunsch, vergewaltigt zu werden. Sie steht jedoch oft mit unseren Vorstellungen von Sex, der Freude bereiten soll, in Konflikt. Dabei besteht eben zwischen Fantasie und reellem Ausleben ein riesiger Unterschied, der das Genießen der alleinigen Vorstellung völlig ungefährlich macht. Die größte Differenz von Vorstellung und Wirklichkeit besteht wohl darin, dass wir in unserem Leben nicht Opfer sind, sondern stets die Kontrolle behalten. Das Erregende an dieser Fantasie ist daher für die meisten Frauen, sich einmal ausgeliefert zu fühlen, die Verantwortung abzugeben und die Kontrolle zu verlieren.

8. Dominieren

Die Umkehrung der vorherigen Fantasie beschreibt wiederum das Dominieren einer Person. Wir verführen jemanden, der uns gegenüber absolut wehrlos und ausgeliefert ist. Diese Gedanken kreisen besonders häufig um Situationen, in denen die Machtverhältnisse klar verteilt sind, zum Beispiel bei der Bundeswehr, der Polizei oder im Gerichtssaal. Die Rolle der Autoritätsperson zu übernehmen oder körperliche Gewalt über jemanden zu haben, ist gerade dann so reizvoll, wenn im wirklichen Leben genau das Gegenteil der Fall ist. Wir wollen in einer solchen Fantasie die Kontrolle besitzen und andere für unser sexuelles Verlangen benutzen. Dabei müssen nicht zwangsläufig Lack und Leder oder die bekannte Domina-Sklaven-Idee eine Rolle spielen. Es reicht oft aus, wenn wir in unserer Vorstellung bestimmen und befehlen können, während ein anderer diesen Wünschen nachkommen muss. Viele Frauen empfinden auch hierbei Schuldgefühle, weil sie sich egoistisch und gefühlskalt vorkommen. Doch auch hier ist der Rahmen der Fantasie der, der Sicherheit geben kann. Wir dürfen die Gedanken zulassen, uns entspannen und unsere egoistische Seite einfach mal genießen, anstatt dagegen anzugehen.

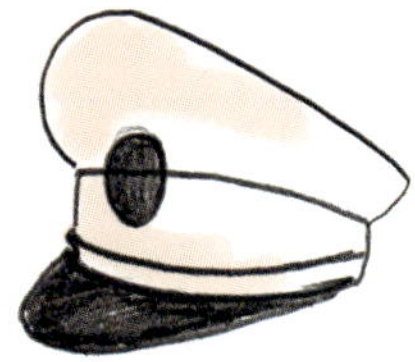

9. Sex mit mehreren

Ob flotter Dreier oder ausgewachsene Orgien, die Vorstellung von Sex mit mehreren Personen reizt Frauen und Männer gleichermaßen. Es kann der sogenannte Teufelsdreier mit entweder zwei völlig fremden Männern, zwei Kollegen oder auch dem Partner und einem anderen Mann sein. Von den Männern begehrt zu werden, mit ihnen zu spielen und sie um den Finger zu wickeln, ist ein absoluter Boost für das eigene Ego und, nicht zu vergessen, die eigene Lust. Viele Frauen genießen die Vorstellung, dass ihnen die Männer reihenweise zu Füßen liegen. Natürlich kann auch eine zweite Frau und der eigene oder ein fremder Partner mit von der Partie sein. Hier üben vor allem die aufkeimende Eifersucht oder voyeuristische Neigungen einen Reiz aus. Beim Sex zu mehreren ist es vor allem der Gedanke, mehr oder weniger wahllosen und unkomplizierten Sex haben zu können. Auch hier ist vor allem die Vorstellung, von mehreren begehrt, berührt und verwöhnt zu werden, besonders erregend. Die Fantasie des gleich mehrfachen Genusses ist demnach so normal wie wunderschön. Also, einfach die Augen schließen und die Vorstellung geschehen lassen.

10. Als Prostituierte arbeiten

Manche Frauen, die in ihrem wirklichen Leben sexuell gehemmt sind und das Gefühl haben, eine Erlaubnis zu brauchen, um aus sich herauszugehen, leben in ihrer Fantasie oft eine ganz andere Seite aus. Dabei ist vor allem die Vorstellung, für Sex bezahlt zu werden, als eine Art Vorwand beliebt. Gedanklicher Sex, bei dem wir frei von jeglicher Bindung sind, ist eine gute Gelegenheit, sich auszuleben. Darüber hinaus symbolisiert das Bezahlen der Freier auch eine Art Bestätigung dafür, dass wir attraktiv und begehrenswert sind. Eine etwas weichere Form dieser Fantasie ist die Vorstellung, Stripperin oder Tänzerin zu sein. Frauen, die diese Gedanken als reizvoll empfinden, genießen das Gefühl, angeschaut und begehrt zu werden. Sie empfinden große Lust dabei, mit den Männern zu spielen, sie zu erregen und dabei zu beobachten. Auch dies sind weit verbreitete Fantasien. Es macht Spaß, sich ihnen hinzugeben und sie auszukosten.

Ja, das waren sie: ein paar Beispiele für beliebte weibliche Fantasien bei der Masturbation oder beim Sex. Nun kann es sein, dass ihr bereits zum jetzigen Zeitpunkt atemlos nach Luft ringt, weil ihr jede einzelne Fantasie in Gedanken durchgegangen seid. Es kann aber auch sein, dass in eurem Kopf immer noch ein monotones »Dumdidum« erklingt. Eventuell konntet ihr den Beispielen so gar nichts abgewinnen, vielleicht fürchtet ihr euch unbewusst vor solchen Fantasien oder ihr habt einfach keine Übung darin, eure schöpferische Seite zu aktivieren. Auch okay, denn ich habe etwas für euch: In den Büchern von Nancy Friday findet ihr weitere, noch konkretere Beispiele für weibliche Fantasien. Sie enthalten eine ganze Sammlung von authentischen Bekenntnissen ganz unterschiedlicher Frauen. Die Lektüre der Bücher kann einerseits dabei helfen, eigene Fantasien anzunehmen und weniger zu verurteilen, und andererseits dazu beisteuern, eigene Fantasien zu beflügeln und neue zu erfinden.

Im Gegensatz zur existierenden Meinung, Fantasien seien eine Flucht vor der wirklichen Welt, bin ich der Ansicht, dass sie eine große Bereicherung der Realität darstellen. Sie erweisen sich als äußerst nützlich, wenn es darum geht, vorhandene Stimmungen und Gefühle zu intensivieren. Sie können uns in einer positiven Art und Weise während der Masturbation oder des Sex völlig auf den Genuss einstellen. Je mehr und häufiger wir sie nutzen, desto besser werden wir darin. Es gibt übrigens keinen Zusammenhang zwischen der Art der Fantasie und der Persönlichkeit der betreffenden Frau.[100] Wie wir alle mit unserem unterschiedlichen Aussehen und unseren bunten Charakteren, so sind auch unsere Fantasien vielfältig und unterliegen einer ständigen Veränderung. Wir haben also wieder mal die Wahl zwischen einer ablehnenden und einer anerkennenden Haltung, wobei ich ganz klar für Zweiteres plädiere. Dieser Weg ist vielleicht nicht weniger steinig, aber macht wesentlich mehr Spaß.

7.

Die Techniken: 100 Prozent handmade

»Sex ist Reibung und Fantasie.«

Helen Singer Kaplan

Glückwunsch! Ihr dürft euch an dieser Stelle mal tüchtig auf die eigene Schulter klopfen, denn ihr habt es weit gebracht. Eine spannende Reise liegt bereits hinter uns. Wir waren auf Safari durch unseren Unterleib, haben die Welt der Fantasie besucht, intensive Abstecher in unseren Beckenboden unternommen und dabei ziemlich heftig geatmet. Unser Rucksack an Wissen und Erfahrungen ist währenddessen immer weiter angewachsen. Spätestens jetzt sind wir mit allen Wassern gewaschen und bestens vorbereitet, um uns dem Kern unserer Expedition zu widmen: den eigentlichen Masturbationstechniken.

Ja, aber braucht es das denn? Müssen wir Techniken an die Hand bekommen, die uns »diktieren«, wie wir richtig masturbieren? Eine berechtigte Frage. Jedoch geht es hier weder um Richtig oder Falsch noch um das Erlernen eines ganz bestimmten Weges. Vielmehr geht es um die Entdeckung von Möglichkeiten, um die weitere Entfaltung unseres sexuellen Potenzials. Ihr erinnert euch an das Ende der Fahnenstange, das noch lange nicht erreicht ist? Auf den letzten

Etappen werdet ihr nun lohnenswerte Variationen von Stellungen, Hilfsmitteln und Handgriffen kennenlernen.

Wissenschaft und Forschung haben nämlich in den vergangenen Jahren auf dem Gebiet der Sexualität stets nur die Biologie und das Verhalten betrachtet. Lange ist geklärt, was im Körper während der sexuellen Interaktionen passiert und wie entsprechende Aktivitäten aussehen können. Die Techniken hingegen, die tatsächlich zur Luststeigerung und Erregung eingesetzt werden, wurden ausgeklammert. Dieser Bereich ist nach wie vor kaum erforscht. Doch der Mangel scheint erkannt worden zu sein, denn eine Studie bildet die Ausnahme und hat damit ein Exempel statuiert. In der repräsentativen OMGyes-Studie über weibliche Lust wurden über tausend Frauen zu ihren Vorlieben befragt (ihr erinnert euch? OMGyes.com). Dabei spielten vor allem ihre sexuelle Entwicklung und Best Practices eine zentrale Rolle. Also welche speziellen Techniken im Laufe der Zeit am besten funktioniert haben und wie sie ausgeführt werden.

Man fand heraus, dass es viele Überschneidungen hinsichtlich der bevorzugten Stimulationsarten gibt. Hieraus lassen sich verschiedene Muster ableiten, die einen hohen Genuss versprechen. Ich habe mir die Vorlieben genauer angeschaut, Bücher gewälzt und meine eigenen Erfahrungen sowie die aus meiner Praxis einfließen lassen und nunmehr ein eigenes Programm entwickelt. Entstanden ist damit der »Hand drauf!«-Guide, den ihr stufen- oder häppchenweise genießen könnt, ganz wie ihr mögt. Er beinhaltet spezielle Handgriffe und ist aufgeteilt in drei Teile: eine Genießer- sowie eine Zielgeraden-Phase plus Techniken zum Intensivieren und Hinauszögern des Orgasmus. Seid bitte so frei, ihn stets nach euren eigenen Vorstellungen abzuwandeln und zu erweitern.

Um uns bestmöglich auf den Guide einzustimmen, noch ein paar allgemeine und wissenswerte Dinge vorab: Natürlich kann zur Selbstbefriedigung jede Art von Stimulation gehören, die sexuelle Lust verschafft. Über das Streicheln und Reiben hinaus befriedigen sich die meisten Frauen mit folgenden Techniken:

- mit Hilfsmitteln wie einem Vibrator
- durch Reiben an Objekten
- durch rhythmisches Muskelanspannen
- durch eine Wassermassage der Vulva
- ausschließlich durch Einführen von einem Objekt in die Vagina
- durch das Aneinanderreiben der Schenkel

Wir nähern uns damit schrittweise dem »Wie jetzt genau?«. Es gibt nämlich ebenfalls gravierende Unterschiede in der Art und Weise der Stimulation. Nur ein paar Beispiele für mögliche Bewegungsformen:

- Kreisen
- Trommeln
- Kneten
- Zickzack
- Pressen
- Einführen

Im »Hand drauf!«-Guide werden wir diese Bewegungsmuster näher kennen- und vor allem schätzen lernen. Eine Sache ist darüber hinaus für die Qualität einer Masturbationsexkursion entscheidend: die jeweilige Stellung, die währenddessen eingenommen wird und ihre ganz individuellen Vor- und Nachteile mit sich bringt. Eins kann ich allerdings schon mal vorwegnehmen: Da wir während der

Übungen oft beide Hände benutzen, bieten sich Positionen im Liegen oder Sitzen eher an als die Bauchlage. Generell lassen sich also folgende Stellungen unterscheiden:

- Liegen auf dem Rücken
- Liegen auf dem Bauch
- Liegen in Seitenlage
- Sitzen mit angezogenen Beinen
- Sitzen mit ausgestreckten Beinen
- Sitzen auf einem Stuhl oder Sofa
- Knien
- Stehen

Hab ich was vergessen? Klar, im Kopfstand ginge es rein theoretisch auch und vielleicht ist es sogar eine prima Erfahrung, weil das Blut so lustig in den Kopf schießt. Aber leider verfüge ich über keinerlei Referenzwerte, die die Eignung dieser Stellung bestätigen würden. Vielleicht habt ihr ja schon während der Aufzählung der einzelnen Punkte ein zustimmendes »Oh jaa« oder »Oh neiin« und vielleicht auch einen wohligen oder ablehnenden Schauder in eurem Körper bemerkt. Das ist super, euer Unterbewusstsein verarbeitet die Informationen und zieht seine Schlüsse daraus. Aber wie wir nun wissen, können wir unsere innere Stimme auch jederzeit austricksen und ihr beweisen: »Guck mal, es geht ja doch« oder: »Siehste, ist auch ganz geil.« Die Auflistung kann uns demnach einerseits zeigen: »*Das* ist alles möglich« oder andererseits: »Das ist *alles* möglich.« Eine kleine Veränderung der Betonung macht einen signifikanten Unterschied in der Bedeutung.

Natürlich lässt sich auch bezüglich Körperstelle, Rhythmus und Tempo variieren. Hey, wir wollen es aber nicht zu kompliziert halten, sondern einfach loslegen, denn wie sagt man so schön: »Learning by doing.«

Der »Hand drauf!«-Guide

Erinnert ihr euch an meine Metapher des Rucksacks an Wissen und Erfahrungen? Tatsächlich ist er mehr als ein Sinnbild, denn wir tragen diesen Rucksack stets auf unserem Rücken. Ich kann euch versprechen: Er wurde durch die ersten Kapitel mit bestem Wissen und Gewissen umgepackt und hilft uns auf unserem weiteren Weg. Das bedeutet, dass wir in allen Situationen, die uns von nun an begegnen werden, besser gewappnet sind als bisher. Es mag pathetisch klingen, ist aber genau so gemeint, wie ich es sage, egal ob es um eine neue psychische oder körperliche Erfahrung geht oder eben um das Kennenlernen des »Hand drauf!«-Guides. Dank des bestens gefüllten Rucksacks können wir all das nicht nur besser verstehen, sondern auch das Bestmögliche daraus entwickeln. Denkt also bei allem, was kommt, immer daran, dass ihr das Handwerkszeug für Lust und Genuss stets bei euch tragt.

Noch mal zur Erinnerung: In unserem Rucksack befindet sich historisches, anatomisches und orgasmisches Wissen ebenso wie Atem-, Beckenboden- und Bewegungstechniken, dazu kommen die besten Fantasien zum Einheizen. Ihr müsst nicht an all diese Dinge gleichzeitig denken. Das wäre vermessen und auch nicht zielführend. Aber ihr könnt hin und wieder die eine oder andere Erfahrung mit einfließen lassen und damit experimentieren. Alle vorgestellten Handgriffe und Techniken lassen sich beispielsweise durch abwechselndes An- und Entspannen des Beckenbodens, durch eine tiefe Atmung oder das Ankurbeln der Fantasie intensivieren. Nutzt das aus und findet euren individuellen Weg des höchstmöglichen Genusses bei der Masturbation selbst heraus. Na, seid ihr entflammt und wollt unbedingt mit dem Guide beginnen? Super, dann kann es losgehen.

Genau das ist es: Es geht um *euren* Weg. Auch der kann sich ständig verändern und weiterentwickeln. Aber das macht es ja umso spannender.

Besorgt euch am besten ein geeignetes Gleitmittel, damit eure Hände besser und angenehmer über die Haut gleiten können. Geeignet sind naturbelassene Öle wie Kokos- oder Mandelöl oder silikonbasiertes Gleitgel, was ich persönlich dem wasserbasierten vorziehe, weil es länger auf der Haut verbleibt. Schafft euch vor dem Üben mit dem Guide immer eine angenehme Atmosphäre, in der ihr euch wohl und sicher fühlt. Macht es euch bequem, ob im Sitzen oder Liegen, ganz wie ihr mögt. Lasst eure Beine ganz locker nach außen fallen, damit ihr eure Vulva möglichst einfach mit den Händen erreichen könnt.

Ihr könnt auch ein Kissen unter euer Gesäß schieben, die Füße aufstellen und leicht anwinkeln. Dadurch wird euer Becken angehoben, was nicht nur ein sinnlicher Bonus sein kann, sondern ihr könnt auf diese Weise auch sämtliche Gebiete wesentlich leichter berühren. Vielleicht wollt ihr einen Spiegel so platzieren, dass ihr alles gut sehen könnt, eventuell schließt ihr aber auch lieber die Augen und konzentriert euch auf die Empfindungen. Atmet tief ein und aus, lasst euren Beckenboden ein paar Mal mithilfe eures PC-Muskels pulsieren und öffnet euch mental für die neuen Erfahrungen.

Genießerphase

Man könnte diese Phase auch als Vorspiel oder Aufwärmen bezeichnen. Allerdings würden diese Ausdrücke einen Höhepunkt oder eine Hierarchie von verschiedenen Phasen implizieren. Hier geht es jedoch einzig und allein darum zu genießen, Körpersensationen zu erfahren, damit zu spielen und Wellen der Lust kommen und wieder gehen zu lassen. Es gibt kein Endziel, nur ein Hier und Jetzt.

Umspielen 1.0

Beginne damit, deine Innenschenkel zu streicheln oder zu massieren, mit einem Druck und einem Tempo, die dir gut gefallen. Fahre mit deinen flachen Händen auch über deinen Venushügel, deinen Damm und dein Gesäß. Aber lass vorerst Schamlippen und Klitoris außen vor. Atme tief in den Bauch ein und aus, konzentriere dich allein auf die Berührung. Vielleicht kommen Gedanken oder Fantasien hoch. Dann heiße sie willkommen und akzeptiere sie als einen Teil von dir. Eventuell sind sie so erregend, dass du sie weiterverfolgen möchtest. Oder sie stören dich, dann lass sie weiterziehen.

Umspielen 2.0

Nähere dich nun immer mehr Schamlippen, Klitoris und Vaginaeingang. Du kannst die Bewegung kreisend um deine Vulva herum ausführen oder mit Auf- und Abbewegungen oder auch beides abwechselnd. Nimm dazu deine Fingerspitzen oder auch die gesamte Handfläche, je nachdem, was sich für dich angenehmer anfühlt. Umspiele ganz sanft deine Klitoris und deinen Vaginaeingang, ohne jedoch einen Finger einzuführen. Vielleicht schreit dein Körper bereits nach einem höheren Druck oder Tempo? Du kannst deine Erregung steigern, indem du zunächst bei diesen ganz feinen Berührungen bleibst.

Vulvamassage

Nun kannst du mehr Druck ausüben. Knete deine gesamte Vulva gut durch und beziehe dabei jeden Teil mit ein: den Venushügel, die äußeren und inneren Schamlippen, die Klitoris und den Damm. Arbeite entweder nur mit den Fingerspitzen oder mit den Handflächen, je nach Geschmack. Nimm deine äußeren Schamlippen zwischen die Fingerspitzen und rolle sie sanft hin und her. Die inneren Schamlippen kannst du vorsichtig ziehen und ebenfalls zwischen den Fingerspitzen massieren. Auch der Damm freut sich über deine Aufmerksamkeit in Form von kreisenden oder streichelnden Berührungen.

Klopfen

Nimm deine Fingerspitzen oder die Fläche einer Hand zu Hilfe und klopfe sanft auf deine Vulva. Variiere die Stellen, auf denen du klopfst: mal auf Höhe der Klitorisspitze, mal auf den äußeren und inneren Schamlippen und dann um den Vaginaeingang herum. Wechsle auch den Druck und das Tempo beim Klopfen. Experimentiere, ob und wo es sich gut anfühlt. Manche Frauen bevorzugen das indirekte Klopfen oberhalb der Klitorisperle, andere mögen auch das direkte Klopfen mit einem Finger darauf. Vielleicht gefallen dir auch ganz kleine, schnelle Bewegungen, die einer Vibration gleichkommen.

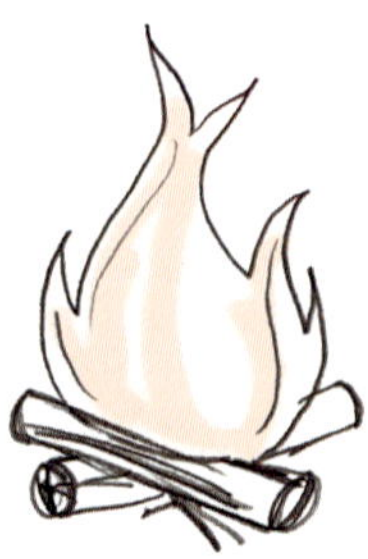

Feuermachen

Leg die Zeigefinger deiner Hände aneinander und platziere sie so auf deinen äußeren Schamlippen, dass sich deine Klitorisspitze in der Mitte befindet. Du kannst auch deine gesamten Handflächen benutzen und so auflegen, dass die Zeigefinger sich berühren. Nun bewege deine Finger oder Hände abwechselnd leicht vor und zurück – mit einer Bewegung, als würdest du ein Feuer entfachen wollen. Die Klitoriseichel wird dadurch indirekt, durch die Bewegungen der Schamlippen, stimuliert. Du kannst diese Übung intensivieren, indem du deine Zeigefinger nur um die inneren Schamlippen platzierst und dann »Feuer machst«. Das Tempo und den Druck währenddessen bestimmen einzig und allein du und deine Lust.

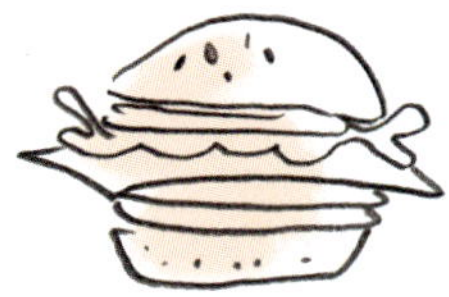

Hamburger

Auch bei dieser Übung wird deine Klitoris indirekt über die äußeren und inneren Schamlippen stimuliert. Dazu nimmst du mit einer Hand deine äußeren Schamlippen zwischen Daumen und Zeigefinger, sodass sie wie ein Brötchen zusammengedrückt werden. Du kannst alternativ auch deine Fingerspitzen und den Handballen einsetzen. Nun kannst du deine Hand sanft auf und ab bewegen oder auch leicht vibrieren lassen. Probiere unterschiedlichen Druck und verschiedene Tempi aus, um immer mehr deinen eigenen Rhythmus zu entwickeln.

Zielgeradenphase

Es kann sein, dass du dich schon ordentlich in Fahrt gebracht hast. Vielleicht möchtest du die folgenden Übungen aber auch ganz gezielt für einen kurzen Spannungsabbau nutzen. Schließlich musst du nicht zwangsläufig alle vorher genannten Übungen ausführen. Manchmal haben wir wenig Zeit und sind natürlicherweise oder durch situative Reize bereits so sehr entflammt, dass es eben schneller gehen muss. Kein Problem, dann könnt ihr direkt zur Zielgeradenphase übergehen. Sie besteht aus Übungen, die eine sehr intensive Stimulierung versprechen und leicht einen Orgasmus hervorrufen können. Die Übungen beinhalten sowohl die indirekte als auch die direkte Stimulation der Klitoris. Finde für dich heraus, was in deiner momentanen Situation am angenehmsten ist. Meiner Erfahrung nach kann sich die Vorliebe dafür durchaus verändern. Grundsätzlich empfinden aber zwei Drittel aller Frauen mehr Lust durch die indirekte Stimulation der Klitoris.

Nutze die Kapuze!

Gleite mit einem Finger zunächst federleicht über deine Klitorishaube, sodass deine Klitoris zunächst nur ganz sanft stimuliert wird. Wenn du dann eine intensivere Stimulierung wünschst, kannst du die Haube über der Klitoris bewegen. Versuche unterschiedliche Bewegungen: Ob kreisend oder auf und ab, mit leichtem oder festerem Druck, das ist deinem Empfinden überlassen. Generell wird die Intensität stärker, je schneller, gleichmäßiger und fester du deinen Finger auf der Haube bewegst. Du kannst zwischendurch auch mal testen, wie sich die direkte Berührung anfühlt, indem du bei jeder vierten Wiederholung über die freigelegte Klitoris streichst.

Unendlich

Zeichne mit deinem Finger eine Acht beziehungsweise das Unendlichkeitszeichen auf deiner Vulva. Dabei kann der obere Kreis die Klitorisspitze und der untere Kreis den Vaginaeingang umfahren. Der Vorteil dieser Technik ist eine flüssige und durchgängige Bewegung, die sich sehr angenehm anfühlen kann. Du kannst dabei selbst entscheiden, wie groß und schnell du die Acht zeichnen möchtest. Vielleicht verändert sich die Bewegung ja auch im Laufe der Zeit und Erregung zu einer eher runden, ovalen oder anderen Form – ganz deiner Vorliebe entsprechend.

Direkt

Indem du eine Hand auf deinen Venushügel legst und nach oben ziehst oder die Haut oberhalb der Klitorishaube zurückschiebst, kannst du deine Klitoris leichter zugänglich machen. Jetzt kannst du deine Klitorisspitze mit kreisenden Bewegungen stimulieren. Du kannst auch eine Zeigefingerkuppe unterhalb der Eichel auflegen und eine Lockbewegung hoch und runter ausführen. Finde heraus, welches Tempo und welcher Druck sich am besten anfühlt, und spiele mit deiner Erregung. Sollte dir die Stimulation zu intensiv werden, kannst du wieder Haut als Abstandshalter dazwischennehmen oder zu anderen Regionen wechseln.

Rechts oder links

Vielleicht merkst du, dass eine Seite deiner Klitorisperle empfindlicher ist als die andere. Das kann auch je nach Tagesform unterschiedlich sein. Mal bevorzugen wir die Stimulation auf der linken Seite, mal auf der rechten und mal genau mittig. Teste auch unterschiedliche Bewegungen auf der Klitorisspitze. Vielleicht verharrst du auch mal auf einer Position und übst einfach nur Druck aus, dann gehst du wieder zu kleinen, kreisförmigen Bewegungen über, die langsam größer werden.

Radio einstellen

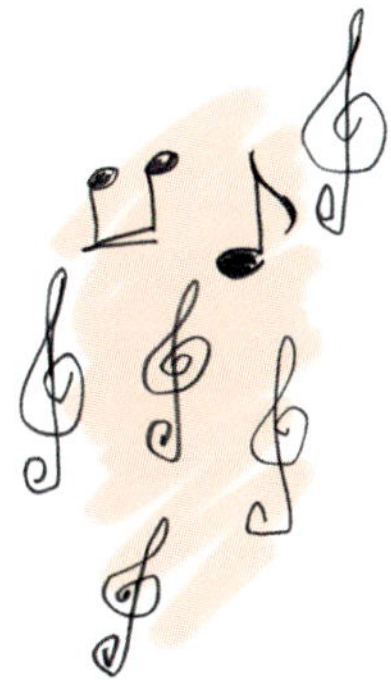

Am besten spreizt du mit den Fingern einer Hand deine äußeren Schamlippen auseinander, um leichter an die Klitoris zu gelangen. Leg dann Daumen und Zeigefinger der anderen Hand so um die Klitoris, als ob du einen Radioknopf bedienen würdest. Dann drehe die Klitoris leicht zwischen den Fingern, eben als wolltest du die Lautstärke deines sexy Radios lauter und leiser stellen. Du kannst dir auch die Bewegung für eine Prise Salz vorstellen und diese Prise deinem jeweiligen Geschmack in Tempo, Druck und Rhythmus anpassen.

Rock 'n' Roll

Krümme Mittel- und Ringfinger und streck den Zeige- und kleinen Finger aus. Was siehst du? Richtig, das auf Festivals beliebte Handzeichen für echte Rocker. Du siehst hier aber auch eine hervorragende Vorrichtung für die gleichzeitige klitorale und vaginale Selbstbefriedigung. Wenn du die gekrümmten Finger in deine Vagina einführst, können sie dort 1a deine G-Zone erreichen. Legst du Zeige- und kleinen Finger auf deinen Schamlippen ab, können diese wiederum die inneren Anteile deiner Klitoris stimulieren. Doch damit nicht genug: Deine Handfläche kann ebenfalls einen angenehmen Druck auf Venushügel und Klitorisspitze ausüben. Du kannst jetzt selbst ausprobieren, was dir gefällt. Vielleicht magst du die Rein-raus-Bewegung deiner Finger, während du konstant äußeren Druck ausübst. Vielleicht bleiben deine eingeführten Finger aber auch relativ passiv, während deine Hand außen reibende Bewegungen vollführt. Indem du deine Hand mit ganz leichten, schnellen Bewegungen pulsieren lässt, kannst du auch hier einen angenehmen, vibrierenden Effekt erzeugen.

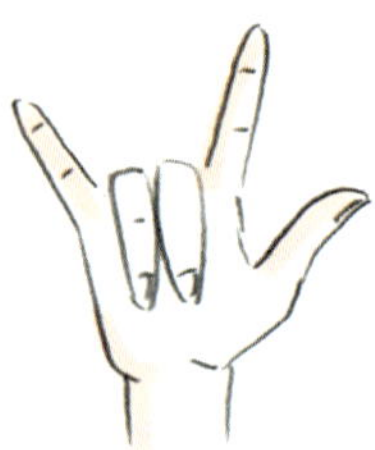

Hochschaukeln und Hinauszögern

Vielleicht bist du mittlerweile schon gekommen. Vielleicht hast du den Weg auch ohne Orgasmus genossen. Ganz egal, was du bis hierhin erlebt hast, ich hoffe, du hattest Spaß dabei. Es kann sein, dass die Übungen so gut funktionierten, dass du dich immer wieder zurückhalten musstest, weil du noch nicht kommen und die Reise länger genießen wolltest. Unter uns gesagt: Bei der Rock-'n'-Roll-Nummer würde es mich nicht wundern. Eventuell möchtest du deinen Orgasmus auch intensivieren und zu einem Grand Finale bringen. Keine schlechte Idee, denn wir wissen schließlich, dass wir unsere Lust im Laufe der Zeit immer weiter steigern können. Deshalb hier jetzt ein paar Techniken zum Intensivieren und Hinauszögern des Höhepunktes. Sie helfen dir dabei, einen Gang zurückzuschalten, die Erregung auf einem Niveau zu halten und dann weiter zu steigern.

Start/Stopp

Diese Übung haben wir bereits in einer ähnlichen Form im Orgasmus-Kapitel zum Thema »Ich komme nur auf eine Art« kennengelernt. Anders als im dortigen Kontext geht es diesmal darum, den Orgasmus zu intensivieren. Stimuliere dich also auf eine Art, die dir richtig gut gefällt und dich in Fahrt bringt, bis … stopp! Kurz vor dem Höhepunkt stoppst du jede Berührung. Erst wenn du nicht mehr das Gefühl hast, jeden Moment zu kommen, stimulierst du dich weiter, bis … STOPP! Halte wieder unmittelbar vor dem Orgasmus an. Lass die Erregung wieder abebben, leg wieder von vorn los und so weiter und so weiter. Du kannst diese Technik im Grunde stunden-, tagelang fortsetzen. Doch irgendwann möchtest du dich sicher in einem befreienden Orgasmus erlösen. Frauen, die diese Technik zum Hinauszögern und Intensivieren anwenden, berichten von einem wesentlich intensiveren Orgasmuserleben.

Flow

Während die Start/Stopp-Technik relativ drastisch ist und dazu führen kann, den Orgasmus komplett zu verlieren, verläuft die Flow-Technik etwas weicher. Sie funktioniert jedoch nach einem ähnlichen Prinzip. Auch hier stimulierst du dich auf eine Art, die dir gefällt und dir einen Orgasmus bringen kann. Doch kurz vor dem Höhepunkt wechselst du von deinen bisherigen Bewegungen über zu einem anderen Tempo, Rhythmus oder einer anderen Körperstelle. Du führst weiterhin angenehme Berührungen aus, allerdings solche, die dich nicht zum Orgasmus bringen. Dann kannst du neu mit der zuvor ausgeübten Stimulation beginnen und dich wieder bis kurz vor den Höhepunkt bringen, nur um dich noch einmal einer anderen Berührungsart zu widmen. Diese Technik braucht sicherlich Übung, aber sie kann dir fließendere Übergänge und ebenfalls einen stärkeren Orgasmus bescheren.

Überraschungseffekt

Stimuliere deine Vulva auf eine Art, die dir gut gefällt, und ändere dann spontan das Muster. Auf die Art fährst du fort und änderst immer wieder die Stimulationstaktik. So vermeidest du Routinen und überraschst deinen Körper immer wieder aufs Neue. Du kannst die Bewegungen sowohl in ihrer Form variieren, beispielsweise Kreisen oder Auf- und Abfahren, als auch in Tempo und Rhythmus. Diese Übung ist vor allem gut geeignet, wenn du deinen Orgasmus herauszögern möchtest. Wenn deine Spannung irgendwann nicht mehr auszuhalten ist, kannst du natürlich mit den spontanen Bewegungswechseln aufhören und eine Bewegungsform wählen, die dich ins Ziel führt.

Ablenkungsmanöver

Ähnlich funktioniert auch die Ablenkungstechnik. Während du beim Überraschungseffekt allerdings von Anfang an deine Bewegungen variierst, stimulierst du dich hier zunächst auf eine Art, die dir Lust bereitet und mit Sicherheit einen Orgasmus bringt. Kurz vor dem Höhepunkt änderst du diese Taktik, indem du dich mit intensiven Berührungen an anderer Stelle ablenkst. Vielleicht hast du deine Klitoris zunächst mit kreisenden Bewegungen bis kurz vor den Orgasmus stimuliert und gehst jetzt dazu über, auf deine Schamlippen zu klopfen. Durch diese Technik lässt sich das Erregungsniveau relativ konstant halten und dann immer wieder neu steigern. Letztendlich führt auch das Ablenkungsmanöver nach einer gewissen Zeit zu einem intensiveren Höhepunkt.

All diese Techniken sind Vorschläge und absolut nicht in Stein gemeißelt. Sie können und sollen von euch so verändert und angepasst werden, dass sie euren eigenen Bedürfnissen und Wünschen bestmöglich entsprechen. Darüber hinaus lassen sie sich auch mit ein paar Hilfsmitteln effektvoll aufpeppen und dazu möchte ich euch ebenfalls ein paar Anregungen liefern.

Willkommene Begleiter

Ich persönlich halte ja die Hände für die besten Werkzeuge bei der Masturbation. Sie sind einzigartig in ihrem Feingefühl. Gut, dass sie warm sind, kann ich jetzt für mich nicht bestätigen, aber eigentlich ist das ein weiterer Vorteil. Ich behelfe mir meist durch vorheriges Händewaschen mit warmem Wasser. Das schlägt zwei Fliegen mit einer Klappe – Wärme und Hygiene.

Neben unseren Händen gibt es aber weitere nette Hilfsmittel, die für sexuelle Alleingänge nicht zu verachten sind. Mal von herkömmlichen Toys abgesehen bietet allein der eigene Haushalt in der Regel alles, was frau zur Abwechslung benutzen kann. Ein Exfreund von mir war Spezialist im Umfunktionieren von alltäglichen Gegenständen. Dank ihm hatte ich so einige wertvolle Einblicke in das Thema Zweckentfremdung. Längst nicht alles davon hat es in meine Favoritenliste geschafft, aber manches war durchaus brauchbar. Hier stelle ich euch nun einen Katalog mit zehn Möglichkeiten vor, die ihr ausprobieren oder sein lassen könnt, ganz wie ihr mögt.

Duschstrahl

Ganz hoch im Kurs für die weibliche Selbstbefriedigung steht die heimische Dusche oder Badewanne. Nicht zuletzt, weil beide ein warmes, duftendes Vergnügen versprechen. Es lohnt sich, in einen breiten Duschkopf mit unterschiedlichen Einstellungen, wie zum Beispiel Massagestrahl, zu investieren. Viele schwören auf die unterschiedlichen Stimulationsarten der Klitoris, die mit einem mal mehr, mal weniger festen Wasserstrahl erzielt werden können. Besonders einfach und bequem geht das in der Badewanne mit der Brause. Lehnt euch entspannt zurück und platziert den Duschkopf zwischen euren Beinen. Nun könnt ihr abwechselnd mit dem Wasserdruck und der Temperatur spielen. Generell lassen sich natürlich auch andere Gegenstände, aus denen Wasser fließen kann, dazu einsetzen, beispielsweise ein Schlauch oder eine Wasserpistole.

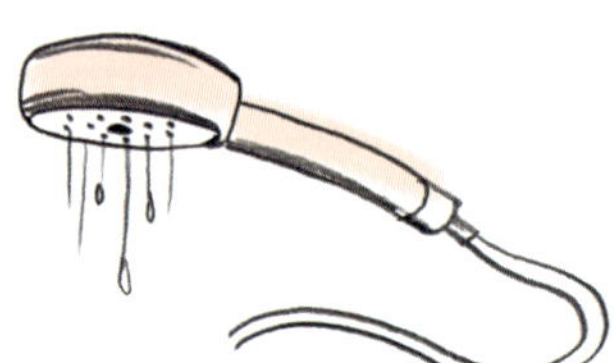

Federn

Hauchzarte Berührungen, insbesondere zu Beginn eines Soloaktes oder auch beim Vorspiel, werden mit als die schönste Art beschrieben, in Fahrt zu kommen. Finger, die ganz sanft über die Haut streifen, können diese Aufgabe bereits sehr gut erfüllen. Noch angenehmer ist oft der Gebrauch von Federn. Sie können eine großflächigere, noch zartere Körpersensation mit Gänsehautgarantie kreieren. Die gute Nachricht ist: Wir müssen für unsere Zwecke keinem Federvieh an den Kragen gehen. Die schlechte Nachricht gibt es nicht, außer dass wir natürlich irgendwo eine Feder auftreiben müssen, wenn wir von den sanften Berührungen profitieren möchten. In meiner ländlichen Gegend liegen oft Federn herum, die, gewaschen und anschließend getrocknet, ein perfektes Streichelutensil darstellen. In der Stadt ist es einfacher und hygienischer, in einen Bastel- oder Kostümladen zu gehen und dort nach geeigneten Modellen Ausschau zu halten.

Tücher und Schals

Mithilfe von zarten Stoffen kann ebenfalls ein Feuerwerk an angenehmen Gefühlen hervorgerufen werden. Ob Seidentücher oder Schals aus Wolle, das entscheidet ihr und letztendlich eure Garderobe. Fest steht: Viele Frauen mögen den Einsatz von Stoffen oder Tüchern bei der Masturbation. Probiert aus, was sich für euch gut anfühlt: vielleicht das zarte Streifen über die Haut oder das festere Reiben am Stoff?

Übrigens eignen sich Schals nicht nur als Streichelwerkzeug, sondern können darüber hinaus auch zum Verbinden der Augen eingesetzt werden. Ja, das gilt auch für Solokonzerte. Es macht einen Unterschied, ob ich willentlich meine Augen schließe oder ob ich mit verbundenen Augen daliege und mich meinen Empfindungen hingebe. Zumal sich diese Situation hervorragend eignet, um einen festen Platz in der eigenen Fantasiewelt zu bekommen.

Ketten

Ähnlich wie Tücher und Schals können auch Ketten einen prickelnden, erotischen Reiz ausüben. Lange Perlenketten eignen sich dafür besonders gut, weil sie eine glatte, samtige Oberfläche besitzen. Die kleinen, aneinandergereihten Kugeln über die Haut gleiten und wie zufällig über Brüste und Vulva streifen zu lassen, kann äußerst erregend sein. Diejenigen, die es etwas härter mögen, können auch schwerere Ketten, zum Beispiel aus Metall oder Eisen, benutzen.

Pinsel

Pinsel können weitaus mehr, als Farbe an der Wand oder Puder im Gesicht zu verteilen. Mit ihren Borsten sind sie für Stimulationen am ganzen Körper bestens geeignet. Es gibt unterschiedliche Modelle: von Maler- über Rasier- bis Puderpinsel. Für welche Beschaffenheit ihr euch entscheidet, hängt wesentlich von euren Vorlieben und den geplanten Einsatzgebieten ab. Wollt ihr einen Pinsel zum sanften Streicheln und Liebkosen der Brustwarzen, Innenschenkel und anderen erogenen Zonen nutzen, sind sicherlich großflächige, weiche Exemplare die beste Wahl. Mögt ihr hingegen spezielle Körperstellen ganz gezielt reizen, bieten sich eher kurze Borsten auf einer kleineren Fläche an. In der Regel verfügen wir Damen ja ohnehin schon über das ein oder andere Modell. Am besten wascht ihr die Pinsel vor ihrem Einsatz gründlich mit warmem Wasser und etwas Seife, damit sie hygienisch einwandfrei zum Einsatz kommen können.

Eiswürfel

Das Spiel aus heiß und kalt ist nicht nur im Eisbecher eine Verheißung. Auch auf der warmen Haut kann Eis, am besten aus Wasser, ein wahres Geschenk für die Sinne darstellen. Viele Frauen mögen vor allem die Stimulation der Brustwarzen, die sich dann zusammenziehen und hart werden. Doch auch im gesamten Vulvabereich kann der Kälteschock eine willkommene Abwechslung sein. Insbesondere, wenn danach die warme Hand oder eine Wärmflasche wieder für den verdienten Ausgleich sorgt. Insgesamt kann das Spiel mit Eiswürfeln also ein sehr erotisches Erlebnis sein und die eigenen Masturbationserlebnisse bereichern.

Kerzen

Einem schwedischen Möbelhaus sei Dank gibt es in meinem Haushalt Kerzen noch und nöcher. Nach dem Motto »Kann man ja nie genug haben« fanden sie ihren Weg immer wieder in mein Zuhause. In der Tat: Sie zaubern ein gemütliches Licht, sind stromsparend und sehen einfach dekorativ aus. Doch darüber hinaus sind sie eben auch vielseitig und machen nicht nur im Kerzenhalter eine gute Figur. Ich gebe zu: Es ist Geschmackssache, ob man eine Kerze zur Masturbation zweckentfremden möchte. Aber grundsätzlich eignen sie sich dafür gut. Das Wachs nimmt die eigene Körpertemperatur hervorragend an und ist dadurch angenehmer als manch andere Materialien. Durch ihre Größenvielfalt können sie sowohl für vaginale als auch anale Exkursionen eingesetzt werden. Ich empfehle dafür ausdrücklich unparfümierte, in einem Stück gegossene Kerzen. Sicherheitshalber sollte ihnen außerdem immer ein Kondom übergezogen werden, damit keine Wachsreste im Körper verbleiben. Ansonsten bleibt nur zu sagen: »Frohes Fest!«

Lack, Leder und Latex

Bei der einen oder anderen mag an dieser Stelle augenblicklich der Stempel mit der Aufschrift »Fetisch« heruntersausen. In der Tat gibt es eine ganze Anzahl an Frauen und Männern, die diese Materialien bevorzugen und bei denen auch dieser Ausdruck zutrifft. Allerdings wagen andere nicht, sich dem Thema zu nähern, aus Angst, dafür abgestempelt zu werden. Das ist schade, denn in meinen Augen braucht es kein Etikett, um irgendetwas auszuprobieren oder auch häufiger zu machen. Lack, Leder und Latex sind glatte Materialien, die sich eng an die Haut anschmiegen können. Dieses Gefühl empfinden viele als sehr erregend und auch die entstehende Optik kann ansprechend sein. Falls ihr also beim Lesen dieses Abschnitts ein Hüpfen in eurer Herzgegend gespürt habt: Los, stillt eure Neugier und probiert es einfach aus. Auch Gegenstände wie Gerten oder Peitschen sollten euch nicht abschrecken. Wenn euch Klapse oder Schläge bei der Masturbation reizen, dann why not?

Obst und Gemüse

Ich weiß, hier scheiden sich die Geister, und das ist völlig in Ordnung. Auch ich bin der Meinung, dass Essen in den Magen und nicht auf oder »untenrum« in den Körper gehört. Es sei denn, die Nahrung findet nach ihrem dortigen Einsatz doch noch ihren Weg auf den Teller und wird nicht weggeworfen. Aber auch das scheinen einige Menschen verwerflich zu finden, wobei ich mich oft frage, ob wir auch andere Dinge immer noch konsumieren würden, wenn wir ihren Ursprung oder ihre Herstellung genauer kennen würden. Aber das ist ein anderes Thema. Diejenigen von euch, die also ein moralisches, ökonomisches oder sonstiges Problem in der Zweckentfremdung von Lebensmitteln sehen, sollten diesen Abschnitt geflissentlich überspringen. Allen anderen sei gesagt: Werft mal einen Blick in den Obstkorb oder das Gemüsefach und überlegt, welche Sorten sich für die erotische Lust eignen würden. Die Banane ist wahrscheinlich der Klassiker unter den Freudenspendern und mit Schale und Kondom ein durchaus möglicher Kandidat. Die Gurke hat den Vorteil, dass sie mithilfe eines Messers in die gewünschte Form geschnitzt werden kann. Karotten gibt es ohnehin schon in allen erdenklichen Formen und Maiskolben bieten den Vorteil einer strukturierten Oberfläche. Ich möchte hier keine Empfehlung für oder gegen ein bestimmtes Obst oder Gemüse aussprechen. Vielmehr möchte ich euch ermuntern, im wahrsten Sinne des Wortes über den Tellerrand zu schauen, bewusst abzuwägen und letztendlich zu handeln.

Toys

Sexspielzeuge haben definitiv ihre Berechtigung und doch sollen sie in diesem Buch keinen allzu großen Raum einnehmen. Das hat zwei wesentliche Gründe: Zum einen ist die Vielfalt an Sextoys mittlerweile so groß, dass es den Rahmen schlicht und einfach sprengen würde. Zum anderen verfechte ich weiterhin den Grundsatz, dass unsere Hände die besten Dienste an unserem Körper leisten können. Viele Toys vereinfachen die sexuelle Stimulierung so sehr, dass es einer Art mechanischem Prozess oder einer Möglichkeit des bequemen, schnellen Druckabbaus gleichkommt. Wir verlernen dadurch teilweise die Fähigkeit zur wirklichen Intimität und Auseinandersetzung mit dem eigenen Körper. Mit den Händen hingegen können wir wortwörtlich begreifen, was vor sich geht. Wir können ertasten, reiben, fühlen und dadurch eine tiefgehende körperliche Erfahrung machen. Je häufiger wir auf vereinfachende Maßnahmen zurückgreifen, desto mehr beschränken wir uns selbst in unserem Potenzial.

Keine Frage: Es gibt tolle Sextoys und ihr sollt sie alle ausprobieren, wenn ihr mögt. Das kann nur im Sinne eines möglichst vielfältigen Entdeckens und Erlebens sein. Dennoch hüte ich mich davor, die Werbetrommel für bestimmte Spielzeuge zu rühren. Trotzdem möchte ich euch mit ein paar grundlegenden Unterschieden vertraut machen: Ein Dildo ist ein meist länglicher Gegenstand, der in die Vagina oder je nach Form und Größe in den Anus eingeführt werden kann. Er besteht meist aus Glas, Kunststoff oder Silikon und flutscht am besten mithilfe von Gleitmittel. Ein Vibrator hingegen kommt mit einem eingesetzten Motor daher, was eine Vibration auf die Haut überträgt. Oft besitzt auch er eine Phallusform, doch wird er von Frauen überwiegend zur Stimulation der Klitoris, also äußerlich, verwendet. Bei vielen reicht schon das Drücken eines Vibrators gegen die Vulva aus, um einen Orgasmus zu erreichen. Das verlangt weder großes Geschick noch Fantasie und auch keine besondere Atmung oder Bewegung.

Anders sieht es aus, wenn Sextoys on top, also zusätzlich zur manuellen Stimulation, benutzt werden. All die Techniken des »Hand drauf!«-Guides funktionieren nämlich auch bei gleichzeitigem Einsatz eines Spielzeugs. Auf die Art lassen sich wiederum Atmung, Bewegung, Fantasie und eben das Benutzen eines Toys gewinnbringend miteinander verbinden. Wir lernen dadurch ein noch breiteres Spektrum an Stimulations- und Erregungsformen kennen.

Nun habt ihr eine Menge Techniken und Hilfsmittel an die Hand bekommen, um es euch so richtig gut und abwechslungsreich zu machen. Fehlt noch eine Sache, die wir nicht versäumen sollten, denn sie ist für eine erfüllte Sexualität enorm wichtig: das Einbeziehen des Partners. Das nächste Kapitel handelt genau davon und zeigt ebenfalls Handgriffe und Techniken auf, die Partner erlernen und anwenden können.

Das Kapitel für Partner

Jetzt wird es etwas kuscheliger, denn wir nehmen die Partner mit ins Boot – und siehe da, eure Beziehungen werden davon profitieren. Im Übrigen werde ich hierbei nicht nach Geschlechtern oder sonstigen Merkmalen unterscheiden, weil für mich Diversität und unterschiedliche sexuelle Orientierungen einfach selbstverständlich sind. Deshalb werden die Partner von nun an der Einfachheit halber nur noch »Partner« genannt und die dazugehörigen Frauen als »Partnerinnen« bezeichnet. Ganz egal, in welcher Beziehung ihr zueinander steht, ganz egal, ob die Partner das ganze Buch lang dabei waren oder gerade erst dazugestoßen sind: Schön, dass ihr da seid, liebe Partner. Dieses Kapitel habe ich für euch geschrieben. Es macht nämlich einen Unterschied, ob wir allein eine gute Solosexualität erleben oder ob wir unsere Bedürfnisse und Erfahrungen auch in unsere Partnerschaft einbringen können. Dafür braucht es nicht viel. Neugier, Offenheit und die Bereitschaft, zum Wohle der Beziehung zu handeln, genügen völlig. Könnt ihr überall einen Haken dranmachen? Hervorragend, denn im weiteren Verlauf möchte ich euch mitnehmen auf die Reise, die eure Partnerinnen bereits zum größten Teil vollendet haben. Sie wird euch Verständnis, bleibende Eindrücke und konkrete Handgriffe liefern. Außerdem wird sie mit Sicherheit Spaß machen und vor allem eurer Beziehung guttun. Zunächst einmal möchte ich aber noch ein wenig aus dem Nähkästchen plaudern.

Ein Freund von mir beherrscht die wunderbare Technik der bereits erwähnten »orgasmischen Meditation«. Dabei legt sich die Frau entspannt hin, während er als ihr Partner mit seinem befeuchteten Zeigefinger eine Viertelstunde lang ihre Klitoris streichelt. Klingt ungewöhnlich, oder? Ihr fragt euch wahrscheinlich: »Und was hat er davon?« Nun, eine ganze Menge: Mein Freund sagt, dass es für ihn als Geber eine ganz wunderbare, wertvolle Erfahrung sei. Allein durch das Beobachten der Frau versteht er. Er sieht sie in all ihrer Verletzlichkeit, Offenheit, Weiblichkeit, was einen Moment höchster Intimität und Verbundenheit darstellt. Als Partner lädt er die Frau dazu ein, sich wirklich fallen zu lassen und dabei ihre eventuelle Angst und Scham abzulegen. Zudem kann er der Frau eine wunderschöne Erfahrung und vielleicht auch den ein oder anderen Orgasmus bescheren. Das eigentlich Ungewöhnliche dabei ist aber die völlige Fokussierung auf die Frau. Das klingt in unseren Ohren mit hoher Wahrscheinlichkeit falsch. Leben wir doch schließlich in einer überwiegend auf den männlichen Orgasmus geprägten Kultur. Diese Technik bedeutet ein Umdenken. Es geht eine bestimmte Zeit lang nur um die weibliche Lust, den weiblichen Orgasmus.

Was will ich euch damit mitteilen? Eventuell hat euch die Schilderung nachdenklich, neugierig oder (wahrscheinlich die Frauen unter uns) lustvoll gestimmt. Ihr sagt vielleicht: »Hallo, ein Mann, der seine eigenen Bedürfnisse hintanstellt und sich eine Viertelstunde lang nur um die Frau kümmert – super!« Einige Damen werden fragen: »Genial, wo bekomme ich seine Handynummer?« Ja, in der Tat ist mein Freund Single, aber seine Nummer gebe ich trotzdem nicht her. Seine derzeitige Meinung über Beziehungen ist diffus, daher kann ich euch keine allzu großen Hoffnungen machen. Ich behaupte aber, dass er mit seinen Fertigkeiten eine attraktive Besonderheit darstellt. Damit will ich gar nicht auf allgemeinen Klischees rumhacken, sondern vielmehr klarmachen: Wir rechnen in unseren Beziehungen häufig in Leistungen und Gegenleistungen. Wir leben mit imaginären Beziehungskonten, auf die wir und unsere Partner einzahlen oder von denen wir abbuchen. Einfach mal ohne Hintergedanken ein Geschenk zu machen, das scheint ungewohnt zu sein. Doch genau dafür möchte ich euch sensibilisieren. Das gilt natürlich sowohl in die eine als auch in die andere Richtung. Jeder von uns kann etwas geben, ohne eine Gegenleistung zu erwarten.

In meinen Augen ist die Selbstbefriedigung voreinander oder auch das Handanlegen aneinander ein solches Geschenk. Zum einen befreit es uns von der Vorstellung, unser Partner könne unsere Gedanken lesen. Niemand vermag mit dem bloßen Auge zu erkennen, was den anderen anmacht. Insofern hilft das Zuschauen bei der Masturbation dabei, bestimmte Techniken, den Druck und das Tempo zu adaptieren. Zum anderen öffnen wir uns unserem Partner gegenüber und machen Raum für mehr Intimität und Erotik. Zumal viele das gegenseitige Beobachten währenddessen als sehr erregend empfinden. All das kann nur förderlich für jede Art von Partnerschaft sein.

Auch wenn es anfangs befremdlich wirken sollte, zu benennen oder zu zeigen, was gefällt, zahlt es sich doch am Ende aus.

Denken wir noch mal an die beträchtliche Anzahl der Frauen, die durch die reine Penetration nicht zum Orgasmus kommen können. Nur indem wir bekannt machen, was uns gefällt, können wir es auch bekommen. Übrigens gilt das neben der Sexualität auch für alle anderen Bereiche einer Partnerschaft. Die höhere Intimität und der offene Austausch können nämlich die gesamte Beziehung auf ein neues Niveau heben. Wenn ich euch also als Paar eine erste Hausaufgabe geben dürfte, würde ich es mit den Worten tun: »Masturbiert voreinander!« Ob ihr dabei neben- oder voreinanderliegen, sitzen oder knien mögt, ist ganz euch überlassen. Vorteilhaft ist es allerdings, wenn ihr gut erkennen könnt, wie es sich der jeweils andere macht.

Sofern ihr als Partner dieses Kapitel allein lest oder nicht mit der Tür ins Haus fallen wollt, habe ich hier einen softeren Zwischenschritt für euch: »Fragt nach!« Es klingt simpel und das ist es auch. Vielleicht bevorzugt ihr dafür eine ruhige Minute, in der ihr eure Partnerin einfach fragt, was ihr gefällt und wie sie am liebsten berührt werden möchte. Vielleicht ist es euch aber auch lieber, diese Frage im Moment des Geschehens auszusprechen, damit ihr das Gehörte sofort umsetzen könnt. Oder ihr tut es, wenn ihr das nächste Mal miteinander intim werdet. Die jeweilige Situation und eure Worte entscheiden weniger über den Ausgang dieses Gesprächs als vielmehr darüber, ob ihr überhaupt fragt. Natürlich könnt ihr euch aber schon vorab Gedanken machen, wie eure Antwort ausfallen könnte, sobald ihr gefragt werdet.

Vielleicht habt ihr zum jetzigen Zeitpunkt schon einiges über die Vorlieben der Partnerin erfahren, eventuell habt ihr euch auch schon mal während der Masturbation beobachtet und fragt euch nun: »Wie kann ich es besser oder anders machen?« Gute Frage! Die Antworten hierzu gehen jedoch auseinander. Einige Stimmen sagen: Wenn ein Partner es einer Frau macht wie sie es sich selbst, macht er alles richtig. Es ist der sexuelle Frauentraum schlechthin, dass einer sie auf die Weise berührt, wie sie es selbst tut. Andere Meinungen hingegen besagen, dass der Reiz des »Handlangers« darin besteht, dass er es eben anders macht. Was ist denn nun richtig? Die Antwort ist: beides, denn Geschmäcker sind bekanntlich verschieden.

Auch mit den hier vorgestellten Handgriffen kann ich euch keine Garantie für eine Gefühlsexplosion geben. Ich kann euch nur sagen, dass die Techniken erprobt sind und von den meisten Frauen als sehr lustvoll befunden wurden. Probiert sie aus und findet dabei selbst eure Best Practices. Die folgenden Techniken sind so konzipiert, dass sie das Erregungslevel peu à peu steigern können, aber sie müssen nicht stufenweise, sondern können nach Belieben erfolgen. Grundsätzlich gelten die gleichen »Regeln« wie auch bei den

Solopraktiken: Schafft euch angenehme Rahmenbedingungen, bei denen ihr euch wohlfühlen und entspannen könnt.

Erotische Massage

Die Frau liegt ganz entspannt auf dem Rücken. Die Arme sind locker an den Seiten abgelegt, die Beine leicht geöffnet. Als Partner kniest du zwischen ihren Beinen. Gib etwas Gleitmittel, wie zum Beispiel Öl, in deine Handflächen und reibe sie aneinander, um das Öl zu verteilen und anzuwärmen. Nähere deine Handflächen langsam ihrem Körper und leg sie ganz sachte zwischen ihren Brüsten ab. Streiche dann mit deinen Händen hoch Richtung Hals und von dort aus jeweils die Arme hinab bis nach unten zu ihren Händen. Verharre hier kurz und starte dann wieder von ihrer Brustmitte aus. Nun streichst du den Bauch hinab bis zu ihrem Venushügel, streichst flächig über ihre Vulva und gehst dann jeweils mit deinen Händen hinab bis zu ihren Füßen. Auch dort verharrst du wieder kurz und kommst zurück zur Brustmitte. So fährst du fort, in einem Tempo und Druck, die dir angemessen scheinen. Du kannst ansonsten einfach nachfragen. Wahrscheinlich wirst du immer wieder zwischendurch Öl hinzunehmen müssen, damit die Haut gleitfähig bleibt. Je nachdem, wie lange du die Massage durchführst, kannst du sie mit der Zeit immer mehr zentrieren. Von anfangs flächigen, streichenden zu massierenden Bewegungen mit mehr Druck. Von einer Ganzkörpermassage zu einer Brust- und Vulvamassage.

Brüste mögen übrigens am liebsten kreisende Bewegungen und Brustwarzen sind von Frau zu Frau unterschiedlich sensibel. Am besten fragst du nach, welche Berührungen deine Partnerin hier bevorzugt. Widmest du dich irgendwann der Vulva, halte dich auch hier an das ungeschriebene Gesetz »von außen nach innen«. Massiere zunächst flächig die gesamte Vulva, bewege dann die äußeren Schamlippen mithilfe deiner Fingerknöchel und rolle sie sanft zwischen deinen Fingerspitzen. Massiere nun auch die inneren Schamlippen, mit leichtem Druck und indem du ganz vorsichtig daran ziehst. Streiche mit zwei Fingern über die Klitorisvorhaut und fahre auf und ab. Umkreise die Klitoris, entweder mithilfe der Klitorishaube oder direkt mit deinem Finger, je nachdem, wie intensiv deine Partnerin diese Berührung wünscht. Achte auf ihre Körpersignale, wie zum Beispiel Anspannen, schnelleres Atmen oder Stöhnen. Wenn du merkst, dass ein Orgasmus naht und du sie kommen lassen willst, dann bleibe bei der Bewegung und führe sie gleichmäßig weiter aus. Bei manchen Frauen muss in der Zielgeraden die Intensität genau gleich bleiben, bei anderen sollte sie zum Schluss hin fester werden. Frage notfalls, was sie in dem Moment braucht.

Die erotische Massage ist ein Allrounder: Sie entspannt, macht glücklich und kann wunderbare Orgasmen bescheren. Gleichzeitig ist sie der perfekte Einstieg für anschließenden Sex. Ich kann diese Technik nur empfehlen, weil ich viele Frauen kenne, die ein kurzes, liebloses Vorspiel beklagen. Die Aussage »Ich bin dann noch nicht bereit/geil/feucht« habe ich häufig vernommen. Ich habe andererseits eine ganze Reihe von Frauen gesprochen, die nach einer erotischen Massage so erregt waren, dass sie geradezu um Sex gebettelt haben. Es ist immer wieder erstaunlich und unglaublich schön zu sehen, welch animalisches Wesen doch in uns allen steckt. Wir werden passenderweise an dieser Stelle zu den konkreteren Handgriffen übergehen.

Uhrzeit ablesen

Die Frau liegt entspannt auf dem Rücken, du als Partner kniest oder liegst neben oder zwischen ihren Beinen. Stelle dir nun ihre Vulva als Ziffernblatt einer Uhr vor: An der Spitze auf zwölf Uhr befindet sich das obere Ende des Venushügels, unten auf sechs Uhr der Eingang der Vagina. Nun kannst du mit deinen Fingerspitzen im Uhrzeigersinn leichten Druck und Massagebewegungen auf alle Stunden des Ziffernblattes ausüben. Frag deine Partnerin, an welchen Stellen sie die Berührung als besonders lustvoll empfindet. Du kannst dir diese Stellen, dank der jeweiligen Uhrzeiten, nun besser einprägen: »Ah, auf drei Uhr geht die Luzie ab, auf neun Uhr ist wiederum nicht so viel los.« Außerdem kann dir deine Partnerin in Zukunft präzisere Anweisungen geben, um dich besser zu führ

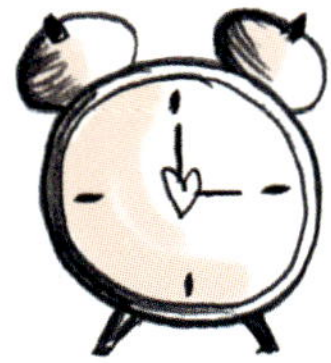

Auch die Klitoris lässt sich mithilfe der Uhr genauer einteilen, denn wie wir wissen, sind Frauen dort unterschiedlich empfindsam. Du kannst mit einer Fingerspitze ganz langsame, leichte Kreise auf der Klitoris beschreiben. Lass deine Partnerin dabei herausfinden, an welcher Stelle sie stimuliert werden möchte. Falls die direkte Stimulation zu intensiv sein sollte, dann nimm die Klitorishaube oder ihren Slip als Puffer dazwischen. Probiere dich während dieser Übung in deinen Bewegungen, dem jeweiligen Druck und Tempo aus.

Es geht hierbei vor allem darum herauszufinden, was ihr wo und wie gefällt. Wenn du merkst, dass eine bestimmte Technik auf einer Uhrzeit besonders gut funktioniert, kannst du natürlich auch die Bewegung und Intensität beibehalten und dadurch deine Partnerin zum Orgasmus bringen. Im Laufe der Zeit werdet ihr vielleicht auch eine Art Geheimsprache entwickeln. Sprach- oder Textnachrichten à la »Zwölf Uhr heute Abend. Bock auf Feuerwerk?« oder »Lass die Garage offen, um sechs Uhr komme ich!« sind dann keine Seltenheit mehr.

V-Griff

Die Frau sitzt oder liegt entspannt auf dem Rücken, die Beine sind leicht geöffnet. Als Partner sitzt oder liegst du neben ihr. Von oben spreizt du nun mit ausgestrecktem Zeige- und Mittelfinger einer Hand ihre Schamlippen. Deine andere Hand kannst du nun, am besten mit etwas Gleitmittel, auf ihrer Vulva ablegen. Lass sie dort kurz ruhen und beginne dann, mit sanftem Druck kreisende Bewegungen auszuführen. Bleib zunächst bei dieser flächigen Bewegung auf der gesamten Vulva. Mit der Zeit kannst du punktueller deine Aufmerksamkeit auf ihre Klitoris richten. Du kannst mit deinem Mittelfinger die Klitoris umkreisen oder leicht reiben. Du kannst die Klitorisspitze auch zwischen zwei Finger nehmen und leicht daran ziehen. Es ist nicht möglich, sie wirklich festzuhalten, aber diese Ziehbewegung wird von vielen Frauen als sehr lustvoll beschrieben. Zwischendurch oder auf der Zielgeraden kannst du auch ein oder zwei Finger in die Vagina einführen. Frag deine Partnerin, welche Bewegungen sie hier am schönsten empfindet. Manche mögen lieber penetrierende Stöße, andere den Druck und das Gefühl des Ausgefülltseins.

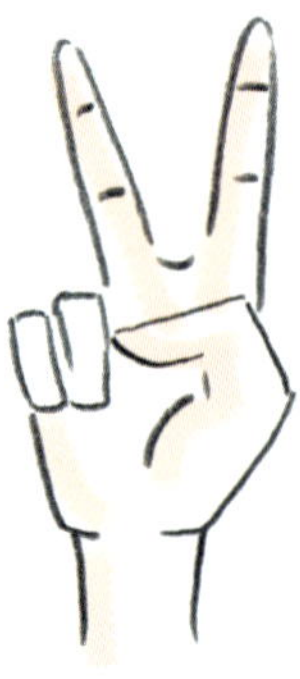

Bowlinggriff

Habt ihr schon mal Menschen beim Bowling beobachtet? Manche werfen die Kugel so, dass ihre Handfläche, andere wiederum so, dass ihr Handrücken nach vorn zeigt. Ähnlich ist es auch bei dieser Technik, denn sie funktioniert sowohl in die eine als auch in die andere Richtung. Probiert beide Wege aus und findet euren Favoriten heraus, es gibt kein Richtig und kein Falsch.

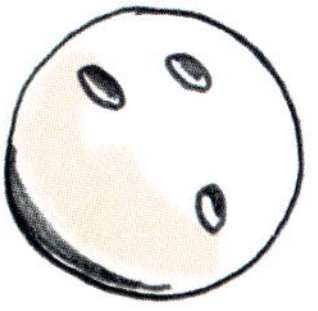

Am besten liegt die Frau wieder entspannt auf dem Rücken, ihre Beine sind leicht gespreizt. Als Partner kniest oder liegst du neben ihr. Befeuchte eine Hand mit einem geeigneten Gleitmittel und halte sie zunächst so, dass dein Daumen nach unten zeigt, als würdest du ein Brötchen festhalten. Du kannst nun den Daumen in ihre Vagina einführen und auf diese Weise ihre G-Zone berühren. Sie fühlt sich an wie die unebene Oberfläche einer Walnuss. Mit deinen anderen vier Fingern kannst du wiederum sanften Druck auf ihre gesamte Vulva ausüben. Bewegst du nun deine Hand wiegend nach oben und unten, kannst du gleichzeitig ihre Klitoris und die G-Zone stimulieren. Deine andere, freie Hand kannst du zusätzlich fest auf die Bauchdecke legen, sodass ein Gegendruck zum eingeführten Daumen entsteht.

Wie gesagt, diese Technik funktioniert auch genau andersherum. Dazu führst du zwei Finger, am besten Mittel- und Ringfinger, in ihre Vagina ein. Zeige- und kleiner Finger ruhen auf den Schamlippen, der Daumen liegt auf der Vulva. Während bei der ersten Richtung eine eher punktuelle Stimulation der G-Zone bei gleichzeitiger flächiger Berührung der Klitoris stattfindet, gilt für die andere Richtung genau das Gegenteil. Vielleicht magst du ja auch immer wieder zwischendurch wechseln, um deine Partnerin besonders vielseitig zu beglücken.

»Komm her!«-Griff

Diese Methode ist eine kleine Abwandlung des bereits vorgestellten Bowlinggriffs. Du als Partner führst in diesem Fall deinen Zeigefinger in die Vagina deiner Partnerin ein. Natürlich kannst du alternativ wieder deinen Mittel- und Ringfinger nehmen, doch viele Frauen mögen besonders den punktuellen Druck, der eventuell zum Squirten führen kann. Lass den Finger an der oberen Vaginawand entlanggleiten, bis du eine Vertiefung spürst. Dann krümmst du den Finger Richtung Bauchnabel, so, als wolltest du jemanden anlocken. Bleib zunächst bei dieser »Komm her!«-Bewegung, also streiche sanft und gleichmäßig über die G-Zone.

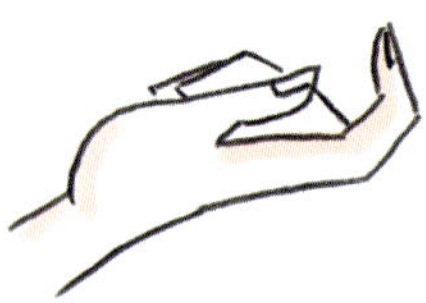

Mit der Zeit kannst du in eine Zickzack-Bewegung wechseln. Dabei gleitet dein Finger über der G-Zone hin und her, ohne sich zu sehr auf sie zu konzentrieren. Mit deiner freien Hand kannst du zeitgleich die Vulva verwöhnen. Kreise dazu mit einem oder mehreren Fingerspitzen um die Klitoris. Du kannst auch die Klitoris zwischen Zeigefinger und Daumen nehmen und sie zwirbeln, als würdest du einen Radiosender einstellen. Frag deine Partnerin zwischendurch, welche Berührungen und Bewegungen sich gut anfühlen. Mit steigender Erregung kann sich das Empfinden durchaus verändern.

Vielleicht beginnst du mit der »Komm her!«-Bewegung und einer zeitgleichen sanften Vulvamassage. Später fokussierst du dich dann in deinen Bewegungen immer mehr auf die Klitoris. Viele Frauen mögen kurz vor dem Höhepunkt einen eher festen Druck auf die G-Zone bei gleichzeitigem Reiben der Klitoris.

Das waren nun fünf verschiedene Techniken, wie eine manuelle Stimulation der Partnerin aussehen kann. Sie sollen euch einen kleinen Überblick verschaffen, was alles möglich ist, und euch am besten neugierig auf Selbstversuche machen. Darüber hinaus gibt es natürlich noch zig Abwandlungen und weitere Griffe, die überaus erregend sein können. Die anale Stimulierung kam hier beispielsweise noch gar nicht vor. Dabei wird die gleichzeitige klitorale und anale Stimulation von vielen als das Nonplusultra beschrieben. Doch dieses Buch soll weniger ein Regelwerk als vielmehr ein Appetizer sein. Es soll Lust darauf machen, mehr zu erfahren und zu erforschen. Im besten Fall legt ihr es immer wieder aufgeregt zur Seite, reißt euch die Kleider vom Leib und beginnt zu experimentieren.

Nur eine Sache noch zu den analen Freuden: Benutzt auf jeden Fall Öl oder Gleitgel, weil der Anus über wenig eigene Schmiermittel verfügt. Und wer keinen Finger in den Anus einführen möchte: Es gibt reihenweise Analtoys, wie Dildos oder sogenannte Buttplugs, die den gleichen, wenn nicht besseren Zweck erfüllen.

Nachwort

Passenderweise hat das Thema »anal« auch das Ende unserer Reise eingeläutet. Hier sitzen wir nun immer noch im gleichen Boot, entweder mit oder ohne Partner, es ist kuschelig und Zeit, Abschied zu nehmen. Wir nehmen Abschied von einer Reise voller Erfahrungen und Erlebnisse, die uns zu guter Letzt näher zu uns selbst gebracht hat.

Wir sind freie, selbstbestimmte und nicht zuletzt lustvolle Wesen. Wir sind frei darin, passiv und empfangend zu sein, ebenso wie aktiv und gebend. Wir sind frei darin, unsere Bedürfnisse und Fantasien zu zeigen und auszuleben. Lasst uns genau das machen und unsere Freiheit in vollen Zügen genießen. Die Masturbation ist nur der Anfang.

Jetzt startet ein neues spannendes Kapitel. Freut euch auf eine Zeit, in der ihr viele inspirierende Erfahrungen machen werdet. In der ihr euch, euren Körper und eure Lust noch facettenreicher kennenlernen werdet. Ihr wisst ja: Das Ende der Fahnenstange ist lange nicht erreicht. Wir lernen nie aus. Hand drauf!

Eure Gianna

Kontakt

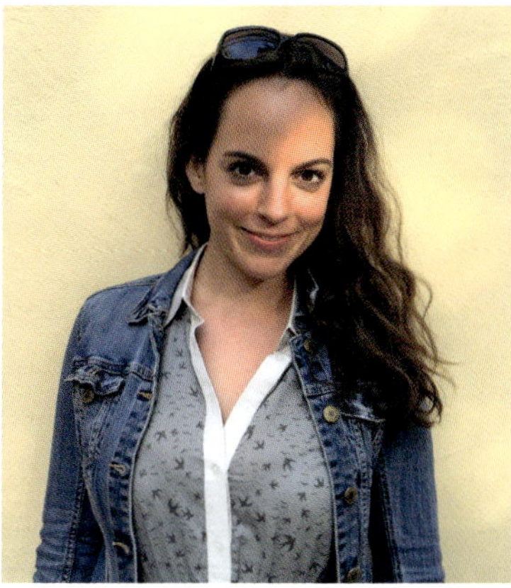

© Hendrik Martens

Meine Vision ist es, Frauen in ihrer Kraft zu sehen, leidenschaftlich und vor Lebensenergie nur so sprühend. Dazu hilft uns die Gemeinschaft oder auch Sisterhood mit anderen Frauen, denn sie macht uns stark, mutig und bringt Freude.

Also, verbinden wir uns miteinander, tauschen wir uns aus. Lasst uns einander unterstützen und stets größer machen. Lasst uns aktiv werden und jegliche Blockaden in unseren Köpfen sprengen.

Denkt nur zurück, was die Frauenbewegung der vergangenen Jahrzehnte bereits geschafft hat. Wir haben ein Riesenpotenzial. Lasst es uns nutzen, mit einer großen Portion Freude und Lust würzen und etwas Gutes daraus kreieren.

Werdet Teil der »Hand drauf!«-Community auf Facebook. Hier haben wir einen offenen und respektvollen Raum für Frauen geschaffen. Hier können wir uns austauschen, Fragen stellen, Aktionen planen – und ich bin gespannt auf vieles mehr. Ich freue mich auf euch. Schreibt mich einfach an und ihr erhaltet eine persönliche Einladung in unsere Community:

www.facebook.de/giannabacio
https://www.instagram.com/giannabacio/

Wenn ihr weitere Informationen wünscht, noch offene Fragen habt oder meine Angebote kennenlernen wollt, könnt ihr mich auch gern auf meiner Website besuchen:

www.giannabacio.de

Dank

Holt die Feuerzeuge und Taschentücher raus, denn es fehlt noch die Aufzählung derjenigen, ohne die dieses Buch niemals erschienen wäre. Und das meine ich jetzt absolut ernst, so wahr ich Gianna heiße und gerade glücklich schwanger bin, während ich diese Danksagung schreibe. Übrigens, falls jemand nachfragt, nein, nicht durch Masturbation ...

An erster Stelle möchte ich mich bei allen bedanken, die mit mir so offen über ihr Sexleben und ihre Masturbationserfahrungen gesprochen haben. Ladies and Gentlemen, es war mir eine Ehre, an euren positiven, neutralen und negativen Erlebnissen teilhaben zu dürfen. Es hat mir außerordentlich wertvolle Erkenntnisse und Einblicke geliefert, die in diesem Buch ihren Platz gefunden haben.

Ich danke all denjenigen, die mich immer wieder aufs Neue herausgefordert, mir Fragen gestellt haben und meinen Rat suchten. Ihr habt mich etwas gelehrt, nämlich dass Masturbation ein Thema ist, über das wir alle mehr erfahren und sprechen dürfen. Dank eurer zahlreichen Fragen und Anregungen konnte ich den Mut aufbringen, ein Buch über das Thema zu schreiben.

Mein Dank gebührt auch den tollen Frauen, die dieses Buch testgelesen haben. Danke, dass ihr euch die Zeit, Ruhe und Muße genommen habt, mir euer ehrliches Feedback zu geben. Eure Kritik ist immens wichtig gewesen, um dem Buch die Form zu geben, die es heute hat.

Dankbar bin ich auch meinen engsten Verbündeten, denen ich regelmäßig meine Sorgen und Ängste bezüglich dieses Projektes mitteilen durfte. Eure Zuversicht und positive Bestärkung haben massiv dazu beigetragen, dass das Buch fertig und rund geworden ist, so wie ich es mir vorgestellt habe. Ihr wisst hoffentlich, dass ich euch meine, ohne dass eure Namen abgedruckt werden.

Ich danke Verena vom Komplett-Media-Verlag, die mir während der gesamten Zeit, die dieses Buchprojekt eingenommen hat, mit Rat und Tat zur Seite stand. Danke für die angenehme Zusammenarbeit, das Verständnis und die ständige Kooperationsbereitschaft, die ich eurem Verlag hoch anrechne.

Mama und Papa, ich hoffe, ihr seid während der Lektüre immer wieder rot angelaufen und habt euch verschmitzt in die Augen geschaut. Danke, dass ihr mich mit zu dem Menschen gemacht habt, der ich heute bin. Danke für euren Rückhalt und dass ihr mir alles ermöglicht habt, sodass ich mich frei entfalten konnte. Ich liebe euch von Herzen!

Zu guter Letzt möchte ich mich bei meinem Lieblingsmann und »partner in crime« bedanken. Ich danke dir dafür, dass du stets an mich glaubst, mich in meinem Tun bestärkst und mich dadurch immer wieder größer machst. Dank dir weiß ich, was Liebe bedeutet und welche Geschenke sie stets für uns bereithält. Aktuell ein kleines Plauzenwunder.

Danke!

Quellen

Adore, Alexa; Toro, Joe: Die große Lust an der eigenen Lust. Tipps und Tricks zu Selbstbefriedigung, Onanieren und Masturbation für Mann und Frau. Taunus: Flexible Literature 2006.

Ahlers, Alice (2012): http://www.fr.de/wissen/antikes-sexspielzeug-ein-dildo-aus-der-steinzeit-a-886083, zuletzt abgerufen am 21.5.2018.

Amen, Daniel G.: Change Your Brain, Change Your Body. Use Your Brain to Get and Keep the Body You Have Always Wanted. Harmony 2010.

Anand, Margot: Tantra oder die Kunst der sexuellen Ekstase. 12. Auflage. München: Wilhelm Goldmann Verlag 1995.

Barbach, Lonnie: For yourself. Die Erfüllung weiblicher Sexualität. 24. Auflage. Berlin: Ullstein Buchverlage 2012.

Bradford, A. (2016): Treatment of female orgasmic disorder. https://www.uptodate.com/contents/treatment-of-female-orgasmic-disorder, zuletzt abgerufen am 6.6.2018.

Brochmann, Nina; Stokken Dahl, Ellen: Viva la Vagina. Alles über das weibliche Geschlecht. Frankfurt am Main: Fischer Verlag 2018.

Christinger, Doris: Auf den Schwingen weiblicher Sexualität. Eine Liebesschule für Frauen. München: Piper Verlag 2001.

Cox, Tracey: Hot Sex. Auf den Höhe-Punkt gebracht. München: Wilhelm Goldmann Verlag 1999.

Cox, Tracey: Der Sex-Doktor. Guter Rat in allen Liebesfragen. München: Wilhelm Goldmann Verlag 2007.

Cox, Tracey: Erotik & Leidenschaft. Was wir uns wirklich wünschen. München: Dorling Kindersley Verlag 2009.

Crain-Bakos, Susan: Sex-Geheimnisse. Für den ultimativen Lust-Trip. Niedernhausen: Falken Verlag 1998.

Daus, Corinna (2016): https://www.srf.ch/sendungen/einstein/good-vibrations-kurze-geschichte-des-vibrators, zuletzt abgerufen am 21.5.2018.

Diogenes, Laertius: Leben und Meinungen berühmter Philosophen. Philosophische Bibliothek 2015.

((Greenberg fehlt, Fußnote 44))

Haeberle, Erwin J.: Die Sexualität des Menschen. Handbuch und Atlas. Berlin: De Gruyter Verlag 1985.

Henning, Ann-Marlene; Bremer-Olszewski, Tina: Make Love. Ein Aufklärungsbuch. München: Wilhelm Goldmann Verlag 2017.

Henning, Ann-Marlene; von Keiser, Anika: Make More Love. Ein Aufklärungsbuch für Erwachsene. München: Wilhelm Goldmann Verlag 2018.

Herbenick D. et al.: Women's Experiences With Genital Touching, Sexual Pleasure, and Orgasm: Results From a U.S. Probability Sample of Women Ages 18 to 94. Journal of sex & marital therapy 2018.

Iken, Katja (2012): http://www.spiegel.de/einestages/erfindung-des-vibrators-bsssssssssssssssss-a-947451.html, zuletzt abgerufen am 21.5.2018.

Kinsey, Alfred C.: Kinsey Report. Das sexuelle Verhalten der Frau. Frankfurt am Main: Fischer Verlag 1963.

Mai, Marcie: Mit zarter Hand. Sinnliche Erfahrungen für neugierige Frauen. München: Knaur Taschenbuch 2004.

Masters Wilhelm H.; Johnson Virginia: Die sexuelle Reaktion. Frankfurt am Main: Akademische Verlagsgesellschaft 1967.

Meyn, Jörg (2011): http://www.welt.de/print/welt_kompakt/print_lifestyle/article13584655/Mit-Orgasmen-gegen-die-weibliche-Hysterie.html, abgerufen am 21.5.2018.

Muellner, Ilse (2009): Tamar. https://www.bibelwissenschaft.de/stichwort/32354/, letzter Zugriff am 21.5.2018.

Nagoski, Emily: Komm, wie du willst. Das neue Frauen-Sex-Buch. München: Droemer Knaur 2015.

Nonnenmacher (2018): http://symptomat.de/A-Punkthttp://symptomat.de/A-Punkt, zuletzt abgerufen am 30.5.2018.

OMGyes: www.omgyes.com.

Poschenrieder, Beatrice: Stöhnst du noch oder kommst du schon? Der sichere Weg zum Orgasmus. 8. Auflage. Hamburg: Rowohlt Taschenbuch Verlag 2015.

Pfeifer, Wolfgang et al.: Masturbation, in: Etymologisches Wörterbuch des Deutschen (1993), digitalisierte und von Wolfgang Pfeifer überarbeitete Version im Digitalen Wörterbuch der deutschen Sprache. https://www.dwds.de/wb/Masturbation, zuletzt abgerufen am 21.5.2018.

Schröder, Alena (2016): https://sz-magazin.sueddeutsche.de/nackte-zahlen-sexkolumne/komm-mal-runter-82102, zuletzt abgerufen am 24.5.2018.

Swift, Rachel: Ich komme, wann ich will. Wege zum weiblichen Orgasmus. München: Piper Verlag 1994.

Thomashauer, Regena: Pussy. Hol dir deine weibliche Kraft zurück. München: Arkana Verlag 2018.

Volgger, David (2008): Levirat/Leviratsehe. http://www.bibelwissenschaft.de/stichwort/24895/, letzter Zugriff am 21.5.2018.

Westheimer, Ruth K.; Lehu, Pierre: 10 Geheimnisse für richtig guten Sex. Wie Sie jedes Mal genießen. Frankfurt am Main: Campus Verlag 2009.

Youtube: https://www.youtube.com/watch?v=4YxJ5UShIDg (Nina Hagen in »Club 2«).

Anmerkungen

1 Nach Volgger (2018).
2 Gen 38, 8–10, LUT.
3 Vergleiche Muellner (2009).
4 Siehe Swift (1994).
5 Pfeifer et al. (1993).
6 Nach Adore/Toro (2006).
7 Nach Diogenes (2015).
8 Vergleiche Meyn (2011).
9 Nach Ahlers (2012).
10 Nach Meyn (2011).
11 Nach Iken (2012).
12 Vergleiche Meyn (2011).
13 Ebenda.
14 Vergleiche Ahlers (2012).
15 Adore/Toro (2006).
16 Ebenda.
17 Nach Mai (2004).
18 Nach Adore/Toro (2006).
19 Nach Mai (2004).
20 Vergleiche Daus (2016).
21 Iken (2012).
22 Ebenda.
23 Daus (2016).
24 Siehe Meyn (2011).
25 Nach Henning/von Keiser (2018).
26 Im »Katechismus der katholischen Kirche« unter Absatz 2.352.
27 Henning/von Keiser (2018).
28 Nach Crain-Bakos (1998).
29 Vergleiche Bremer-Olszewski/Henning (2017).
30 Mehr dazu bei Nagoski (2015).
31 Ebenda, Seite 18.
32 Herbenick et al. (2015).
33 Vergleiche Nagoski (2015).
34 Cox (1999).
35 Westheimer (2009).
36 Vergleiche Swift (1994).

37 Siehe Kinsey (1963).
38 Nach Masters/Johnson (1966).
39 Swift (1994).
40 Poschenrieder (2015), Seite 45.
41 Barbach (2012).
42 Ebenda.
43 Nach Bremer-Olszewski/Henning (2017).
44 Greenberg (1973).
45 Siehe Barbach (2012).
46 Ebenda.
47 Siehe auch ebenda.
48 Nach Cox (1999).
49 Ebenda.
50 Nach Poschenrieder (2015).
51 Ebenda.
52 Ebenda.
53 Ebenda.
54 Nach Schröder (2016).
55 Ebenda.
56 Siehe auch Bremer-Olszewski/Henning (2017).
57 Thomashauer (2018).
58 Siehe auch Bremer / Olszewski, Henning (2017).
59 Nagoski (2015), Seite 44.
60 Ebenda.
61 Ebenda.
62 Siehe Bremer-Olszewski/Henning (2017).
63 Nagoski (2015).
64 Ebenda.
65 Bremer-Olszewski/Henning (2017).
66 Ebenda.
67 Vergleiche Henning/von Keiser (2018).
68 Bremer-Olszewski/Henning (2017).
69 Siehe Henning/von Keiser (2018).
70 Ebenda.
71 Nach Nonnenmacher (2018).
72 Vergleiche Barbach (2012).
73 Siehe auch Christinger (2001).
74 Ebenda.
75 Nach Amen (2010).

76 Vergleiche Christinger (2001).
77 Nagoski (2015).
78 Ebenda.
79 Ebenda.
80 Ebenda.
81 Siehe auch Haeberle (1985).
82 Vergleiche Nagoski (2015).
83 Siehe auch Barbach (2012).
84 Cox (2009).
85 Vergleiche Brochmann/Stokken Dahl (2018).
86 Vergleiche Henning/von Keiser (2018).
87 Siehe Nagoski (2015).
88 Vergleiche Poschenrieder (2015).
89 Bradford (2016).
90 Nach Nagoski (2015).
91 Vergleiche Henning/von Keiser (2018).
92 Siehe auch Cox (2007).
93 Vergleiche auch Henning/von Keiser (2018).
94 Vergleiche Barbach (2012).
95 Siehe auch Anand (1995).
96 Nach Cox (1999).
97 Ebenda.
98 Zu dem Ergebnis kam die sogenannte Durex-Studie von 2001.
99 Nach Cox (1999).
100 Barbach (2012).

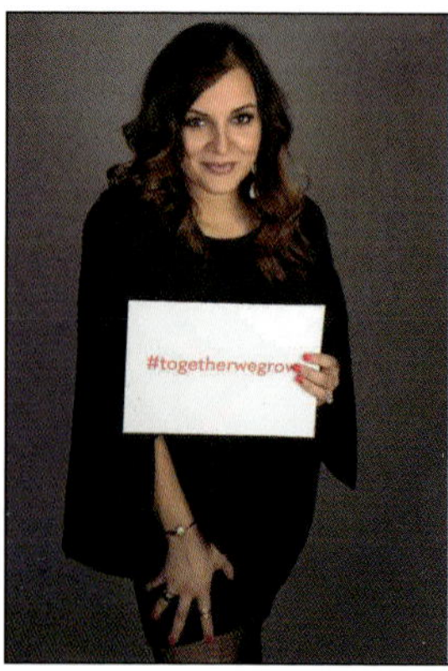